健康中国行 系列丛书

台湾旺文社·授权出版

冠心病

中西医治疗与调养

张涛◎著

中国人口出版社
China Population Publishing House
全国百佳出版单位

图书在版编目（CIP）数据

冠心病中西医治疗与调养 / 张涛著. –– 北京：中
国人口出版社, 2016.2
（健康中国行系列丛书）
ISBN 978-7-5101-4123-2

Ⅰ.①冠… Ⅱ.①张… Ⅲ.①冠心病—防治 Ⅳ.
①R541.4

中国版本图书馆 CIP 数据核字(2016)第 022652 号

版权登记号：01-2015-7902

冠心病中西医治疗与调养

张涛 著

出版发行	中国人口出版社
印　　刷	三河市兴国印务有限公司
开　　本	880×1230　1/32
印　　张	6
字　　数	300 千字
版　　次	2016 年 2 月第 1 版
印　　次	2016 年 2 月第 1 次印刷
书　　号	ISBN 978-7-5101-4123-2
定　　价	24.80 元

社　　长	张晓林
网　　址	www. rkcbs. net
电子信箱	rkcbs@126. com
电　　话	（010）83519390
传　　真	（010）83519401
地　　址	北京市西城区广安门南街 80 号中加大厦
邮　　编	100054

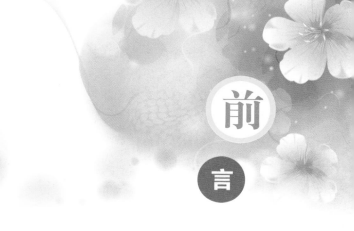

前言

　　冠心病是中老年人的常见病、多发病，随着经济的发展、生活水平的提高，其发病率越来越高，已接近欧美等西方发达国家的水准，其死亡率在我国已占各种疾病死亡率的首位，严重威胁人们的健康。如何防治冠心病已成为人们普遍关注的问题。

　　在临床工作中发现，许多患者被疾病折磨了许多年，仍然对自己的疾病一无所知，或知之甚少，把疾病康复的全部希望和治疗的权力统统交给医生。编写此书的目的就是满足冠心病患者及其家属的迫切需要，用通俗易懂的语言，向他们介绍有关冠心病的病因、症状、诊断、康复及预防知识，发挥他们的主动性，使他们明白医生并不是康复的主体，真正的主体是患者自己。

　　在冠心病的易患因素中，生活中的高胆固醇饮食、吸烟、肥胖、高血压和紧张情绪等，这些都属于社会、心理和行为因素，也可称为"自我创造的危险性"。防治冠心病，不控制这些危险因素，光靠药物显然是不行的，而要消除这些危险因素，更要靠患者本人和家属。在康复的方法上，除采用中、西药物外，还应进行诸如气功、按摩、针灸、太极拳等中医疗法，这些疗法对本病有良好的治疗效果。此外，如运动保健、饮食调养、家庭护理、心理康复等自我调养保健方法也是非常重要的，而且也是医生所不能代替的。本书还介绍了冠心病患者及其家属可能会遇到的症状和紧急情况的处理方法，回答了生活中常见的问题。

总之，本书以通俗性和实用性为宗旨，希望患者在恢复健康过程中，多依赖自己，少依赖医生，担负起自我保健的责任，不做疾病的奴隶，要做健康的主人。

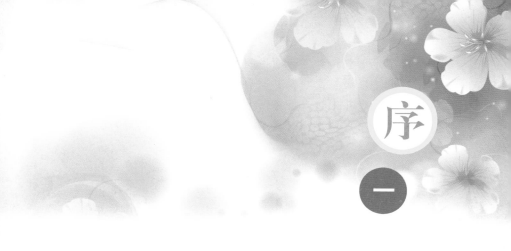

随着人类社会的发展，经济、生活水平的提高，人们对健康亦已日益关注；世界卫生组织（WHO）提出了21世纪人人享有健康的目标，这已成为世界各国医学界努力的方向。

然而，要达到这一目标的要求是相当困难的，虽然现代医疗技术已取得了长足的进步，医疗水平也在日新月异地发展，但人类所面临的疾病不仅没有减少，反而越来越多，越来越难以治疗，究其原因无外乎以下几种因素：①由于生活水准的提高，人们的饮食结构发生了极大变化，食肉多而食蔬菜少，人们往往进食了超出身体所需要的热量，由此带来的结果是所谓"文明病"的泛滥，如糖尿病、高血压、冠心病等，这些疾病均与饮食因素关系密切；②由于工业的发展，人类所生活的环境已受到极大污染，工业废气、废水及汽车废气等，使现在的人们难以呼吸到新鲜的空气；加上农药的大量使用，使得人体所受到的毒害远胜于昔，这种情况导致的疾病如癌症、哮喘等越来越多；③由于现代社会生活节奏加快，人际关系复杂，人们所承受的思想压力极其沉重，由此而造成人们精神上的紧张，亦可以引起一系列疑难杂症，如性功能障碍、更年期障碍综合征等，均与精神因素有关；④一些较为"传统"的疾病如肝病、胃病、肾病等，往往是由于病毒、病菌感染所致，这些疾病并未过多受益于现代医学的发展，因为迄今为止人类尚未发明能杀死病毒的药物。而一些抗菌药已产生抗药性。

以上这些因素并非孤立存在的，它们往往并存，相互促进，由此而导致现代社会各种疾病的层出不穷。

现代社会的疾病不仅多，而且难治，这已是众所皆知的事实，原因亦不难理解，因为现代社会的致病因素如饮食、环境污染、精神因素等，往往是日积月累之下导致人体疾病产生的，因而这些疾病往往具有慢性化的特征，一旦发病之后，身体器官往往已产生了极大的损害，要想完全恢复健康，决非是一朝一夕之事。这就如同古人所说的"病来如山倒，病去如抽丝"，因此，在现代社会中，要想获得健康、祛除疾病，仅靠医生的治疗是远远不够的，还需要患者对相关疾病知识有必要的了解，以便于患者在漫长的治疗康复过程中，既能配合医生的治疗，同时也能够进行自我监护、自我调养乃至于自我治疗。

本丛书的作者正是基于上述考虑，选择了危害人类健康的多种疾病，每一病种编辑一册，从疾病的发生、机转与预防，到中西医的检查与治疗；从各种行之有效的自然疗法，到各种疾病的自我调养，均作了详尽介绍。尤为可贵的是，这套丛书以广大普通人群所能接受的语言文字，把原本深奥、复杂的医学理论通俗化，使一般非医学专业人士从中既可了解到医学知识，又能利用其中所提供的方法来预防、治疗疾病，作者之用心可谓良苦。

这套丛书科学规范，有理有据，集科学性、实用性、通俗性于一身，是近年来不多见的医学普及性读物。鉴于各位作者均从事于繁忙的临床医疗及科研工作，能于百忙之中抽出时间编著这样一套丛书贡献于世，可谓善举。

作者是毕业于北京中医药大学的研究生，勤奋好学、学风严谨、品学兼优，与我师生多年，勤奋好学、学风严谨、品学兼优。他们从事于临床医疗工作后仍保持着兢兢业业的优良作风，孜孜不倦地为广大患者排忧解难，实属难能可贵。作为老一辈的医学工作者，看到这样一套高品质的著作造福人群，心中万分喜悦，愿以作序，并祝他们在今后的人生中，为人类的健康做出更大的贡献。

北京中医药大学原研究生部部长
北京中医药大学原各家学说教研室主任
博士导师　鲁兆麟　教授

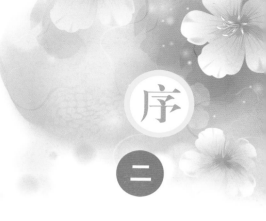

　　医学科学的发展与进步，带给世人有目共睹的巨大成就，以往常见的瘟疫、霍乱、伤寒、天花、肺结核、血吸虫病等疾患，随着现代抗菌药、疫苗及其他化学药品的发明，已纷纷被人类所征服，现在已较少出现，也不再是主要死亡原因。

　　但医学的进步毕竟是有限的，在一些疾病被克制的同时，现代仍有相当多，甚至更多的疾病在困扰着广大人群，且较以往的疾病更加难以治疗，如本套丛书所介绍的疾病，基本上属于现代社会的多发病、疑难病，现代医学迄今还没有太好的治疗手段。探究这些疾病为什么难治，我想与现代社会不同于以往的结构有关，这些疾病与现代社会中的环境污染、饮食欧化、精神紧张、运动过少等因素关系密切，很多疾病是在上述因素的综合作用下而产生的，病理机制十分复杂，治疗所涉及的层面亦相当广泛。

　　鉴于现代医学对一些现代疾病的治疗乏力，国内医学界很自然地将目光投向具有几千年历史的中医中药，经过几十年研究与运用，形成了独具中国特色的中西医结合疗法，并获得了极高的治疗效果。

　　所以，我十分欣喜地看到这套丛书的问世，它以一病一册的方式详尽介绍了现代社会常见疾病的有关知识，既有疾病的基本原理，又有中西医的诊断与治疗；既包括患者自己可以施行的自然疗法，又指出了患者在疾病调养与康复中所应遵循的原则、方法及注意事项等。全书内容丰富，语言通俗，所载治疗、调养方法翔实可靠。相信这套丛书的出版将给那些深受疾病困扰的患者带来惊喜与希望。各位作者均为高学历的医学专门人才，能在繁忙的临床工作之余，为广大民众编著这么一套健康自助性丛书，实属可敬。我已先睹为快，并乐而为之序。

中西医结合专家

北京中医药大学教授

黄作福

目录

CONTENTS

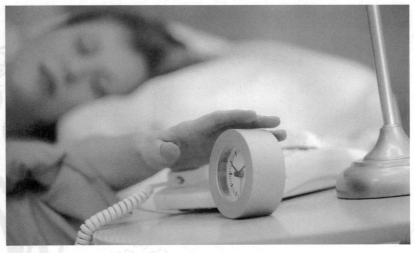

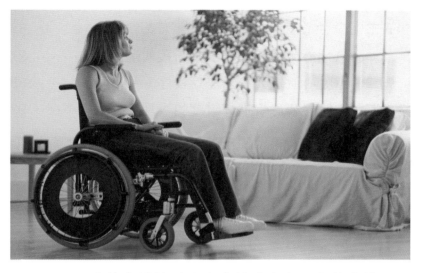

第一章 冠心病的基础知识

冠心病是人到中年以后易患的一种常见病和多发病。冠心病自古就存在，我国马王堆汉墓女尸的现代医学检查，证明是世界上最早患冠心病的病例。近20多年来，冠心病在西方国家已成为流行病，在这些国家中冠心病为第一号"杀手"。

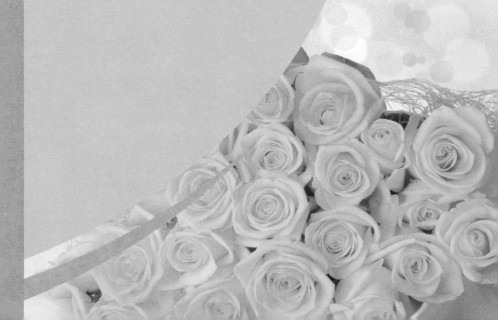

第一节　冠心病的概念

冠心病是人到中年以后易患的一种常见病和多发病。冠心病自古就存在，我国马王堆汉墓女尸的现代医学检查，证明是世界上最早患冠心病的病例。近20多年来，冠心病在西方国家已成为流行病，在这些国家中冠心病为第一号"杀手"。我国各地区普查所得情况，40岁以上冠心病的患病率多在4%~7%，平均为5%左右，我国的患病率与日本接近。冠心病是一种常见病，是目前世界上造成人类死亡的主要疾病，已引起世界各国的普遍重视。

冠心病即冠状动脉性心脏病，冠状动脉是供应心脏本身营养的血管。在正常情况下，冠状动脉的血流量能够满足心脏的需求，当冠状动脉发生粥样硬化时，血管腔变窄或阻塞，导致心肌缺血缺氧引起心脏病。当冠状动脉由于某些刺激而发生痉挛，也可引起心肌缺血缺氧。这些由于冠状动脉异常而引起的心脏病，统称为冠状动脉性心脏病，简称冠心病，亦称缺血性心脏病。

第二节　冠心病的病因和发病过程

心脏主要是由心肌组成，是人体血液循环的中心，是血液循环的动力泵，由于它的收缩和舒张，推动血液运行至全身各部分的器官和组织中，将氧气、营养物质、激素等供给各组织，同时将组织代谢废物运走，从而保持身体正常新陈代谢，维持生命活动。

第三节　冠心病的临床分型

根据冠状动脉病变的部位、范围、血管阻塞程度和心肌供血的发展速度、范围和程度不同，本病可分为五种临床类型。

一、隐匿型冠心病

隐匿型冠心病，亦称无症状冠心病。患者无症状，但静息时或运动负荷试验后有 ST 段压低、T 波减低、变平或倒置等心电图改变。ST 段和 T 波是诊断表现心肌缺血的两项心电图特异性指标。

本型因为无症状，往往引不起患者的重视和注意，很容易误诊和漏诊。40 岁以上的人，有高血压、肥胖、高血脂、遗传因素等冠心病危险因素的人员，或平时有过心绞痛类似症状的发作者，应做定期体检，做心电图检查，对本型早期发现很有帮助。

二、心绞痛型冠心病

本型主要表现为发作性胸骨后疼痛，由一时性心肌供血不足引起。典型的心绞痛发作是突然发生位于胸骨上段或中段之后的压榨性、闷胀性或窒息性疼痛，亦可波及大部分心前区。可发射至左肩、左上肢前内侧，以至无名指和小指，偶会伴有濒死的恐惧感觉，往往迫使患者立即停止活动，重者大量出汗。疼痛持续 1~5 分钟，很少超过 15 分钟；休息或含用硝酸甘油片后，在 1~2 分钟内，很少超过 5 分钟，症状消失。不典型心绞痛，疼痛可位于胸骨下段、左心前区或上腹部，放射至下颌、颈、左肩胛部或右前胸，疼痛可很轻或仅仅有前胸不适的发闷感。

三、心肌梗死型冠心病

本型症状严重，由冠状动脉堵塞、血流中断，致使心肌急性缺血性坏死所致。

四、心肌硬化型冠心病

心肌硬死型冠心病主要表现为心脏扩大、心力衰竭和心律不齐（心律紊乱）。由于长期心肌缺血，心肌组织发生营养障碍和萎缩，导致心肌纤维化或硬化。本型因为无明显的胸痛发作，有些患者不认为自己有冠心病，认为是得了其他疾病，甚至有些医生开始也容易误诊为其他心脏病。

其临床表现主要有：

（一）心脏扩大

心脏逐渐增大，以左心室增大为主。初始主要表现为心肌增厚，以后为心内腔扩大，后期左心室、右心室均扩大，呈全心普遍扩大。此种患者常有心绞痛、心肌梗死的病史，并伴有高血压；部分患者可无上述病史。

（二）心力衰竭

心力衰竭常会逐渐发生，大多数人先出现左心衰竭症状，如夜间阵发性呼吸困难、端坐呼吸、倦怠乏力等。继而右心衰竭，表现为食欲不振、恶心、呕吐、尿量减少、肝肿大、上腹饱胀、下肢水肿、发绀等。

（三）心律不齐

可出现各种心律不齐。此种心律不齐一旦发生，则很难消失，长期存在。

五、猝死型冠心病

因原发性心脏骤停而猝然死亡，多数为心肌缺血发生严重的、致命的心律不齐所致，其心律不齐类型多为原发性心室颤动，即心室发生不规则的、无力的颤动，不能将血液泵出心室。

猝死是指自然发生、出乎意料的突然死亡。

猝死型冠心病患者年龄多不太大，以冬季为多发季节，在家、单位或公共场所中突然发病，心脏骤停而迅速死亡。半数患者生前无症状。有的患者病前身体很好，夜间突然死于睡眠之中，早晨才被发现。有的患者发生在日常工作岗位上，例如，有的在开会时突然死亡，有的在劳动时突然死亡等。甚至还有的患者在心脏病专家那里做常规检查，包括心电图等检查，并且被认为是身体健康，当他刚离开心脏病专家的诊室，在走廊上行走时突然猝死，倒地身亡。猝死发生时，如医生在场，或发生在医院监护病房内，及时发现，及时采取现场心脏复苏抢救措施可能挽救患者的生命。由于猝死可以随时随地发生，因此普及心脏复苏抢救的知识，一旦发现立即就地抢救，对挽救本型患者的生命有重大意义。

第四节 冠心病的临床诊断和表现

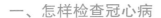

一、怎样检查冠心病

详细可靠的病史和正确的体格检查结果是诊断疾病的基本方

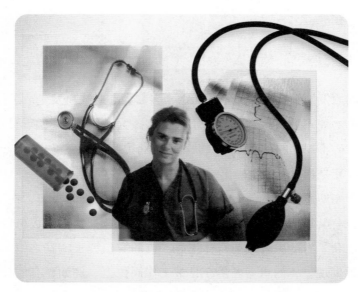

法。同时，要作必要的化验和采取其他一些辅助检查方法。

目前诊断冠心病最准确、客观的方法，是进行 X 光冠状动脉摄影术。但这种检查比较复杂，而且有一定的危险性。目前最常做的是拍摄胸部 X 光以及进行血脂、心电图检查。胸部 X 光对冠心病的诊断价值不是很大。血脂的异常增高，只能说明患冠心病的可能性很大，在冠心病患者中约有 60% 的人血脂增高。心电图检查对心肌梗死的诊断意义较大，但对心绞痛、慢性冠状动脉供血不足的诊断价值则不是很大，因为心电图正常并不能排除患冠心病的可能，而心电图异常也不能说明就一定是冠心病。所以只有结合病史、化验数据全面分析才有诊断价值。

在安静状态下心电图正常时，患者需要进行运动心电图检查。其原则是增加患者的运动量，使他的心率增快、心肌耗氧量增加，以诱发心绞痛或使心肌缺血的改变在心电图上表现出来。但只能作为一种辅助的诊断方法，必须结合其他临床数据来诊断是否患有冠心病。

近年来，应用同位素心肌扫描的方法诊断冠状动脉缺血是一种较好的方法。

其他检查冠心病的方法，还有心电向量图、超声心动图、心机能图、动态心电图、食道心脏调搏等，对诊断冠心病均有一定的价值。

二、心绞痛的临床表现

（一）症状

心绞痛以发作性胸痛为主要临床表现。冠状动脉逐渐闭塞，以致血液循环受阻，不能为身体活动供给足够的血量时，就会出现这种症状，这是心脏供血不足的一种反应。

1. 部位：心绞痛按字义上说，易被认为是心脏所在部位发生疼痛，而主要是在胸骨中、上段之后疼痛，但可波及到心前区，有时疼痛范围约患者手掌大小，有时横贯全胸，界线不是很清楚。常放射至左肩、左上臂内侧至无名指和小指或至颈部、咽部或下颌部。甚至有的患者首先发生头痛、牙痛等症状。

2. 性质：胸痛常为压榨、挤压、憋闷、堵塞、沉重或紧缩感，患者常说好像有很重的东西压在胸部而喘不过气来，并非像字义上那样呈刀绞样疼痛。也可能有烧灼感，但不尖锐，不像针刺样疼痛。病情严重者，他们感到离死期不远，有濒死的恐惧感觉。

3. 诱发因素：心绞痛发作常由体力劳动或情绪激动（如愤怒、焦急、过度兴奋等）所激发，饱食、寒冷、吸烟也会诱发。典型的心绞痛常在相似条件下发生，但有时同样的活动量或较轻的活动时，只在早晨而不在下午引发心绞痛，可能与早晨疼痛阈值较低有关，或与冠状动脉痉挛因素有关。

4. 持续时间与缓解方法：疼痛一般在 3~5 分钟内消失，停止原来诱发心绞痛的活动后即缓解。停止活动后疼痛仍不止的话，可于舌下含硝酸甘油药片，含化后能在 1~3 分钟缓解疼痛。这种药切勿吞咽，因为它在胃里不利于发挥药效。有的人开始用药会发生头痛或头胀，但过一会儿，这种不适感就会消除。由于此药缓解心绞痛作用很显著，有时可用它作为确诊是否是心绞痛的试验手段，如果服后疼痛并不缓解，他们就会想到可能是由于其他原因引起的胸痛。

（二）体征

平时一般无异常体征。心绞痛发作时常有心率增快、血压升高、表情焦虑或出汗，有时出现心音改变和心脏杂音。

（三）心绞痛的分型

根据国际心脏学会和协会及世界卫生组织标准联合专题组1979 年的报告，心绞痛有劳累性心绞痛和自发性心绞痛两大类型：

1. 劳累性心绞痛：劳累性心绞痛的特点是由体力劳累、情绪激动或其他足以增加心肌需血量的情况所诱发，休息或舌下含化硝酸甘油后疼痛迅速消失。劳累性心绞痛又可分为以下三种：

（1）初发劳累性心绞痛：过去未发生过心绞痛或心肌梗死，初次发生劳累性心绞痛时间未到 1 个月。以前有过心绞痛的患者已数月未发生心绞痛，现再次发生时间不到 1 个月，也可列入本型。

（2）稳定型劳累性心绞痛：本型最常见，指劳累性心绞痛发作的性质稳定在 1 个月以上。即每日和每周疼痛发作次数大致相同，诱发疼痛的劳累和情绪激动程度相同，每次发作疼痛的性质和部位无改变，持续时间相仿（3~5 分钟），用硝酸甘油后，也在相同时间内发生疗效。

（3）恶化型劳累性心绞痛：原为稳定型心绞痛的患者，在

3 个月内疼痛的频率、程度、时间、诱发因素经常变动、恶化，会变为心肌梗死或猝死，如及时适当治疗，可逐渐恢复为稳定心绞痛。

2.自发性心绞痛：胸痛发作与心肌需氧量的增加无明显关系。与劳累性心绞痛相比，这种疼痛一般持续时间较长，程度较重，且不易为硝酸甘油缓解。这部分患者胸痛发生在卧位休息时或夜间睡眠时。

三、心绞痛的确定诊断

（一）临床表现

根据上述典型的心绞痛发作特点和体征，含用硝酸甘油后缓解疼痛，结合年龄和存在的冠心病发病危险因素，排除其他原因所致的心绞痛，一般即可进行诊断。

（二）需与心绞痛鉴别的疼痛

心脏神经官能症、肋间神经痛、胸膜炎、肋骨受伤、胸壁肌肉劳损等引起胸痛的疾病，不要把这些普通病误诊为心绞痛。

四、心肌梗死的临床表现

心肌梗死是冠心病常见的、严重的临床类型，是在冠状动脉硬化的基础上，发生冠状动脉急性堵塞，使得血流持久的中断，造成心脏肌肉缺血性坏死。心肌梗死往往在饱餐，特别是进食多量脂肪后（尤其是动物肥肉、动物油）、体力活动后、情绪过度激动后、用力大便后发生，也可发生在安静或睡眠时。

有相当多的人在发生急性心肌梗死前是有预兆的。因此，认识和重视心肌梗死先兆症状，采取积极措施，对保护好自己的心脏和预防心肌梗死的发生具有重要意义。心肌梗死的先兆，多在发病前的一周出现，少数患者可提前数周，而 40% 左右却发生在梗死前的 1~2 天。其先兆常有下列数种表现：

1. 突然初次发作严重的心绞痛。

2. 原来心绞痛发作间断时间较长，短期内变为频繁发作。

3. 心绞痛程度加重，持续时间延长，部分病例表现为常在晚间及清晨心绞痛发作，用硝酸甘油不易使疼痛缓解，其疗效不如既往。

4. 心绞痛时伴有恶心、呕吐、大汗和明显心跳变慢。

5. 心绞痛时伴有心慌、气短、疲乏无力等心功能不全的症状。

6. 老年患者突然出现不明原因的心律不齐、休克、呼吸困难、昏厥。

7. 心电图表现为 ST 段明显下降、T 波倒置加深，或 ST 段一时性上升、T 波高耸，或出现频发的室性早搏等心律不齐。

凡遇上述先兆症状的冠心病患者，或既往无任何不适的中年人、老年人，应予警惕，认真对待，及时卧床休息，保持安静。妥善安排到医院进行诊治，甚至需住院观察治疗，以免发展为心肌梗死。发作严重者，其治疗原则应与急性心肌梗死相同，以防发生更严重的并发症，甚至猝死。

值得一提的是，还有一部分患者其急性心肌梗死先兆症状无特异性，易被患者本人、家属和医生所忽视，而造成不良后果。例如有的表现为全身无力，认为是由于工作劳累所致；有的表现为上腹部不适、有饥饿感，认为是胃病所致；有的表现为胸闷不适，认为是生气所致。这些患者自己当起医生，而不去医院及时就医诊病，以致延误病情，发展为心肌梗死，甚至突然死亡。

（二）　急性心肌梗死的症状

1. 疼痛：这是最先出现的症状，疼痛部位和性质与心绞痛相同，但是多无明显诱因，且常发生于安静时。其疼痛程度较重，持续时间较长，一般超过 15 分钟，可达数小时或数天，休息和含用硝酸甘油片不能缓解。患者常表现为烦躁不安、出汗、恐惧，有的感觉自己马上就要死亡，即濒死感。

部分患者疼痛放射至下颌、颈部、后胸背部，易被误诊为是骨关节疼痛。有些患者表现为牙痛。

2. 全身症状：由于心脏肌肉缺血坏死后的坏死物质被吸收入血液，可引起发热。一般在疼痛发生后 1~2 天出现体温升高，一般在 38℃左右，很少超过 39℃，持续约 1 周左右下降。化验血时会出现白血球数增多、血沉增快和心肌酶增高等表现。

3. 胃肠道症状：疼痛剧烈时常伴有频繁的恶心、呕吐和上腹胀痛，肠胀气亦不少见，有的患者可发生呃逆。有的患者在饱餐后出现心肌梗死，以胃肠道症状为主要表现时，易误诊为急性胃炎。

4. 心律不齐：也称为心律紊乱，也就是说心跳节律和频率发生异常。有 75%~95% 的心肌梗死患者出现心律不齐。轻者只觉心慌不适，有的自觉心跳有间歇，有的心跳过快，有的心跳过慢，有的心跳极不规则，最严重的患者发生心室颤动，也就是说心脏已失去收缩跳动功能，排血功能停止，心脏处于极快而不规则的乱颤。这样的患者如不及时进行除颤抢救，很快就要死亡。

5. 低血压和休克：心肌梗死发生后由于心脏排血量下降，表现为血压降低、烦躁不安、面色苍白、皮肤温冷、脉搏细而快、出大汗、尿量减少、反应迟钝，甚至昏厥，这些为休克状态的表现，病情较严重。

6. 心力衰竭：心肌梗死发生后，心脏肌肉收缩功能下降，发生急性左心功能不全，出现呼吸困难、咳嗽、口唇发绀等现象。随后也可发生肝肿大、下肢浮肿等右心心力衰竭的现象。

(三) 急性心肌梗死的体征

检查时会发现有心脏增大、心跳加快、血压下降，也可听到心律不齐、心脏杂音和心包摩擦音。

五、心肌梗死的确定诊断

确定诊断为急性心肌梗死，主要靠典型的临床表现、特征性的心电图改变和化验检查三方面的数据来证实。急性心肌梗死后可演变为陈旧性心肌梗死。

(一) 临床表现

具有上述典型的症状和体征，诊断心肌梗死并不困难，但是有些心肌梗死患者临床表现不典型，诊断有一定困难。对老年患者，突然发生严重心律不齐、休克现象、心力衰竭而原因不明确者，或突然发生较重而持久的胸闷或胸痛者，都应该考虑本病的可能，宜先按急性心肌梗死来处理，短期内进行心电图和化验血清心肌酶等检查来确定诊断。

(二) 心电图

心肌梗死后可出现特征性心电图改变，医生还可以根据心电图改变来判断心肌梗死发生的部位和确定范围的大小。由此看来，心电图对心肌梗死的诊断和判断预后是很有帮助的。

需要说明的是，有些心肌梗死患者的心电图表现和临床表现可以很不典型，致使发生漏诊和误诊，甚至发生死亡。比如有的患者刚刚发生心肌梗死，心电图还没有来得及反映出来，或者心电图改变延迟出现，这时的心电图可无明显改变或不典型改变，容易发生漏诊。有的患者刚做完心电图，诊断为不是心肌梗死，但离开心电图室不久就发生意外。这告诉我们不能单靠一次心电图来诊断心肌梗死，应结合病史及化验或多次心电图演变来综合考虑，做出正确的诊断。

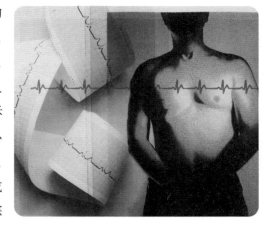

（三）化验检查

心肌梗死后由于心肌细胞缺血坏死，细胞内的许多心肌酶释放到血液中，浓度增高。常测定的有：肌酸磷酸激酶（CPK）、草醋酸转氨酶（GOT）、乳酸脱氢酶（LDH）。如果能测定 CPK 的同工酶 CPK-MB 和 LDH 同工酶 LDH，则其诊断特异性更高，诊断更确切。

（四）需要和心肌梗死鉴别的疾病

1. 心绞痛：心绞痛和心肌梗死都是冠心病的常见类型，其胸痛部位、性质很相似，两者的治疗措施、临床预后很不一样，并且心绞痛可经进一步恶化发展为心肌梗死，所以，两者应进行鉴别。不稳定型心绞痛患者有时与心肌梗死很难鉴别，则应按照心肌梗死处理。心绞痛与急性心肌梗死的鉴别诊断要点见下表。

心绞痛与急性心肌梗死的鉴别诊断要点

项目		心绞痛	急性心肌梗死
疼痛	部位	胸骨中上端之后	相同
	性质	压榨性或压迫性	相似,但更剧烈
	诱因	常为 1~5 分钟体力活动、情绪激动等	不常有
	持续时间	短,常为 1~5 分钟	长达数小时或数天
	频率	频繁发作	不频繁
	休息或用硝酸甘油后	速缓解	不缓解
呼吸困难		极少	常有
血压		升高或无显著改变	常降低,甚至发生休克
化验室检查	发热、白血球升高	无	常有
	血沉增快	无	常有
	血清心肌酶	无	有
血清心肌酶		暂时缺血改变	有特征性和动态性演变

2. 其他:急性心包炎、急性肺栓塞、左侧气胸、急腹症(包括急性胰脏炎、溃疡病穿孔、急性胆囊炎、胆石症等)等疾病,均有和急性心肌梗死相似之处,应仔细问病史、检查身体,作心电图检查及血液化验来进行鉴别诊断。

第五节　致冠心病的危险因素

冠心病与其他许多疾病不同,它没有单一的病因,没有致病的细菌和病毒,它不是流行性传染病。冠心病的形成是复杂的,有些原因正在研究中。目前国内外研究认为冠心病的发生和发展与下列危险因素有关:高脂血症、高血压、吸烟、糖尿病、饮食习惯、精神紧张、体力活动缺乏、遗传因素等。

一、血脂与高脂血症

(一) 血脂

血脂是血浆中所含的脂类物质，其中主要有胆固醇、甘油三酯、磷脂和游离脂肪酸，它们都是和蛋白结合以脂蛋白的形式溶解在血浆中。脂蛋白可分为高密度脂蛋白、低密度脂蛋白、极低密度脂蛋白和乳糜微粒四类。低密度与极低密度脂蛋白可沉着在动脉内膜下层，形成动脉粥样硬化斑块，人们称它们是致动脉粥样硬化脂蛋白或冠心病的危险因子。高密度脂蛋白体积最小、密度最高，它可以透过内皮细胞间隙自由出入血管壁，不停地吸收、转移和清除聚积在动脉壁上的胆固醇，可将胆固醇运至肝脏分解或排泄，启到减慢或防止动脉粥样硬化斑块的形成和发展的作用。因此，人们称它为抗动脉粥样硬化脂蛋白或冠心病的保护因子。

(二) 高脂血症

在正常情况，脂质的摄取代谢和排出保持着动态平衡。当胆固醇、甘油三酯与低密度脂蛋白、极低密度脂蛋白浓度升高时，冠心病发病率高，而且上述血脂升高的幅度与冠心病发病率、病死率以及病变的严重程度等呈正相关。家族性高脂血症患者，伴有低密度脂蛋白的持续升高者，冠心病的发病提早，病变也更严重。凡是饮食中动物脂肪（指肥肉及动物油）及胆固醇成分较高的地区，其血清中胆固醇都较高，冠心病的发病率也会相应提高，脂质代谢紊乱、高脂血症是冠心病的重要危险因素。

二、高血压

高血压同冠心病有直接关系。不论何种原因的高血压，均加速和加重冠状动脉粥样硬化。对高血压给予合理的治疗，把血压控制在正常或接近正常的水准，冠心病的发病就会减少或延迟。

三、吸烟

吸烟者易患冠心病，大量吸烟直接与冠心病存有密切关系。

美国公共机构指出吸烟能通过如下三个途径来危害心脏：

1. 吸入一些目前尚未确认的某些有害物质，提高血液中的脂肪水平。

2. 增强了血小板聚集功能，使形成凝块的趋势增加。

3. 提高血液中一氧化碳的含量，减少供应心脏的氧量。

四、糖尿病

糖尿病患者糖与脂肪代谢发生紊乱，常引起高糖血症、高脂血症和高血压病，为血脂对血管膜的浸润、沉着创造了有利条件，可成为促进动脉粥样硬化、导致冠心病的危险因素。由于糖尿病促使冠心病的发生，因此及早积极防治糖尿病可预防冠心病的发生。

五、高热量高胆固醇饮食

每日热量的摄入超过消耗，食物中饱和脂肪与不饱和脂肪（后者主要是在植物油和蔬菜当中，能降低血中胆固醇含量）的比例不当，均可增加冠心病的发病率。总热量过多常常意味着糖类食物摄入过多，各种糖类均能增加血脂和促进胆固醇合成，故应控制总热量。如果人们能在早年或中年开始少吃含胆固醇高的食物，少吃纯糖，患冠心病的机会就会少一些，中年人或老年人多吃纤维素多的食物（如芹菜等），可减少胆固醇在肠内的重吸收和保持血糖平衡，有利于防治冠心病、便秘和减少肠道恶性肿瘤。

六、精神紧张和体力活动缺乏

脑力劳动者冠心病的发病率高于体力劳动者，轻体力劳动者高于重体力劳动者。从事于精神紧张的脑力劳动者，与长期坐在室内工作而又缺乏体力劳动者，特别容易发生冠心病。

试将个性进取性强的人称为 A 型，将个性消极被动的人称为 B 型。现已证实，以好胜性强、有时间紧迫感和好竞争为特征的 A 型性格，可增加冠心病的危险性；A 型人得冠心病的机会为 B

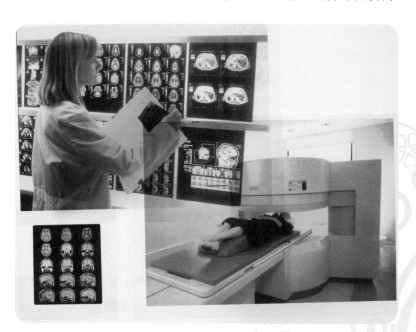

型人的 3 倍。

经常体力活动可以降低静息血压、血脂。体力活动有助于消除精神紧张，有利于防止动脉粥样硬化的形成，对心脏有一定的保护作用，最好能在儿童期就培养适当的劳动习惯。

七、肥胖、遗传和微量元素

(一) 肥胖

肥胖的人冠心病发病率增高，特别是短期内明显发胖者，更易发生冠心病。一般认为肥胖后 3 年常并发高血压，肥胖后 7~8 年常并发冠心病，肥胖者与消瘦者的冠心病发病比例约 5:1。

(二) 遗传

冠心病的发病往往有家族性倾向，同一家庭中常有几个成员发生冠心病。通过研究发现父母一人有冠心病，其子女冠心病率是无冠心病家庭的 2 倍，父母二人有冠心病，其子女冠心病发病率是无冠心病家庭的 5 倍，尤其是其父母在 50 岁以前发生心肌梗死的人，其发生冠心病的危险性最大，这表明某些患者的发病与遗传因素有关，但也可用他们的环境条件和生活习惯往往相同来解释。

(三) 微量元素

微量元素铜、铅、镉有促进动脉粥样硬化的作用，而铬、锌、镁、钡等可减少动脉粥样硬化的发生。软水中含铜、锰较多，含钙、镁、钠、钾、钡、钒、硅等较少，有报道指出长期饮用软水者，冠心病的发病率和病死率均增高。

血胆固醇或低密度脂蛋白过高、高血压和吸烟为患冠心病的主要危险因素。具备所有这三个因素或其中任何两个因素的人，由冠心病所致的死亡率较三个因素全无的人要高出 3~6 倍，发病率高出 4~8 倍。近年来，国内外多数人认为高脂血症、高血压、吸烟、肥胖、糖尿病和缺乏体力活动是易患冠心病的六个主要危险因素。

目前较多的人认为冠心病的原因是多方面的，各危险因素之间可相互增强其致病作用。国外研究发现高胆固醇血症、高血压、吸烟、肥胖四项中，一项阳性时冠心病的危险性为 0.9%，两项阳性为 2.5%，三项阳性为 7.1%，四项阳性为 14.3%。有人将两种不同人得心肌梗死病可能性进行了比较：第一种人为 65 岁以下的人具备有下列诸条件时，他们得心肌梗死病的可能为 1/25~1/50，这些条件是：

1. 体重正常。

2. 血压正常。

3. 血中胆固醇水准一般或低些。

4. 无糖尿病。

5. 不吸烟。

6. 有适度的运动量。

第二种人为 65 岁以下的人，若占有下列 2~3 项不利因素时，则其得心肌梗死病的可能性将增至 1/2，这些因素是：

1. 高胆固醇血症。

2. 高血压。

3. 肥胖。

4. 糖尿病。

5. 吸烟。

6. 遗传因素。

7. 不运动。

8. 饱食。

大量的流行病学研究证实，去除上述危险因素是预防和减轻冠状动脉粥状硬化的重要措施。发现、纠正和去除上述危险因素越早，预防和减轻冠心病的机会越大。

第二章 冠心病的预防

　　对于冠心病的防治要坚持预防为主的原则，采用三级预防措施：一级预防为得病之前的预防，即积极预防冠状动脉粥样硬化的发生，控制和减少各种致病的危险因素，包括治疗高脂血症、高血压病、糖尿病、戒烟等危险因素的去除。二级预防为如果得了冠心病，应积极治疗，防止病情发展并争取早日康复。三级预防为积极预防和治疗并发症，防止继续恶化，减少并发症，降低病死率，延长患者寿命。长期采取防治措施，可以促使动脉侧枝循环的形成，使病情得到改善。

第一节　冠心病的三级预防

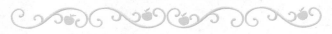

一、什么是三级预防

对于冠心病的防治要坚持预防为主的原则，采用三级预防措施：

1. 一级预防为得病之前的预防，即积极预防冠状动脉粥样硬化的发生，控制和减少各种致病的危险因素，包括治疗高脂血症、高血压病、糖尿病、戒烟等危险因素的去除。防止冠心病，这是最高明的选择，预防冠心病要从早做起，从一点一滴做起，要明白得病前多花一分力，可减少病后十分痛。

2. 二级预防为如果得了冠心病，应积极治疗，防止病情发展并争取早日康复。

3. 三级预防为积极预防和治疗并发症，防止继续恶化，减少并发症，降低病死率，延长患者寿命。

患者要配合治疗，得了冠心病后，要发挥患者的主观能动性配合治疗。已有客观根据证明：本病经防治后，其病情可以控制，病变可能部分消退，患者可维持一定的生活和工作能力。此外，长期采取防治措施，可以促使动脉侧枝循环的形成，使病情得到改善。因此说服患者耐心接受长期的防治措施至关重要。

二、防治冠心病"三字经"

有人总结出防治冠心病三字经，对于认识和防治冠心病很有帮助：

冠心病，很凶险。中老年，最常见。

心像泵，管循环。冠血管，很关键。

粥样化，集瘀斑。管腔窄，血流慢。

若发作，绞痛见。窒息感，出冷汗。

梗死后，坏死见。病垂危，生命险。

冠心病，易遗传。早预防，可避免。

要节食，勿饱餐。多菜果，少肥甜。

若体胖，多锻炼。戒烟酒，宜乐观。

胸开朗，心喜欢。不急躁，要柔缓。

降血脂，体重减。常饮醋，血管软。

高血压，控制好。常服药，要记牢。

保健盒，备齐全。氧气袋，要饱满。

定期查，及早治。战胜它，寿能延。

三、防治冠心病要养五气

冠心病的发生，与生活节奏加快及生活方式不良有关。近年来中医及中西医结合对冠心病的防治取得了显著的疗效，累积了许多宝贵的经验，从冠心病的自我调养角度，请患者注意养五气。

（一）淡六欲以保肾气

中医认为冠心病的病因之一是年老体衰、肾气不足。人过40岁，肾气大不如从前，必须有意识地淡化各种欲望，人有欲望是正常的，但切不可太过，不可因名色利禄而伤身。

（二）节思虑以护心气

中医认为心主神明，人总是要动脑筋、想问题的，这也是人有别于其他动物之处。然而，思虑也不能过度，要学会科学用脑。特别是中老年，用脑过度，就会造成心神不安、正气不足，心脑血管的紧张性增加，导致和加重冠心病的发生和发展。

(三) 调七情以舒肝气

只要真正理解福兮祸所倚，祸兮福所伏的辨证法，七情就不会过度。不仅是怒、哀这类不良情绪要控制，就是喜、乐之类的良好情绪也要控制，保持适度。古今大喜而突发心肌梗死的例子很多，所以七情适度而调顺，肝气就能疏畅通达，血流就通畅不瘀滞，就可减轻或预防冠心病。

(四) 节饮食以培胃气

饮食无节、暴饮暴食、过度肥胖，今天生猛海鲜加茅台酒，明天法国大菜加 XO，必然使脾胃大伤，痰湿内生加重冠心病的病情。临床可见，有由消化道疾病而诱发冠心病的，也有在酒席上而冠心病发作的。脾、胃为后天之本，我们一定要好好地调养它。

(五) 慎风寒以养阳气

中医认为寒邪侵袭，寒凝则气滞，气滞则血瘀，这也是冠心病的重要原因。所以，冠心病患者一定要顺应季节而增减衣被，同时也可在医生的指导下服用一些助阳和固表的中药，以养护阳气。

第二节　合理工作和生活、控制危险因素

饮食是生命之本，长寿之源。合理饮食可保持身体的健壮和心脏的正常运转。不合理的饮食不仅有害于身体，而且使心血管系统发生病变，尤其对冠心病的发生影响更大。

(一)预防冠心病的饮食原则

1. 饮食总热量勿过高，以维持正常体重为度。40 岁以上者，尤应预防发胖。目前国际上常用 BMI 指数来衡量人体胖瘦程度。BMI 指数计算法为：BMI=体重（kg）/身高的平方（m²），≤18.5 为过轻，18.5~23.9 为正常，24~27.9 为超重，≥28 为肥胖，超重者应采取措施进行减肥。

2. 超过标准体重者，应减少每日进食的总热量，食用低脂饮食，并限制酒和蔗糖及含糖食物的摄入。

3. 年过 40 岁者即使血脂不增高，应避免经常食用过多的动物性脂肪和含胆固醇较高的食物，动物内脏、螺肉、蚌肉、墨鱼、骨髓、猪油、蛋黄、蟹黄、鱼子、奶油及其制品、椰子油等。如血脂持续增高，应食用低胆固醇、低动物脂肪食物，如各种瘦肉、禽肉、鱼肉、蛋白、豆制品等。

4. 已确诊为冠心病者，严禁暴饮暴食，以免诱发心绞痛或心肌梗死。合并高血压或心力衰竭者，应同时限制食盐。

5. 提倡饮食清淡，多食富含维生素 C（如新鲜蔬菜、瓜果）和植物蛋白（如豆类及其制品）的食物。在可能的条件下，尽量以豆油、菜籽油、麻油、玉米油、茶油、米糠油、红花油为食用油。

(二)为什么要合理饮食

饮食的热含量过多，会增加体重并缩短寿命，所以饮食中要计算热含量。在饮食中，不仅要算食物的热含量，也要计算胆固醇含量。有研究表明，血中胆固醇含量高或达到临界线的人，同胆固醇含量正常的人相比，前者得心肌梗死的危险性为后者的 2~4 倍。根据这些事实，医生给患者规定吃低脂肪饮食，其目的就是预防心肌梗死的发生或防止复发。

脂肪分成饱和脂肪和不饱和脂肪两大类。食用饱和脂肪含量少的饮食，不仅能降低血中胆固醇量和预防动脉粥样硬化，而且事实上，还能使已经粥样硬化的动脉病变好转。单一不饱和脂肪是中性的，这类脂肪既不提高也不降低血中胆固醇含量。橄榄油、花生油的脂肪属于单一不饱和脂肪。不饱和脂肪能降低血中胆固醇含量，这种脂肪多存在于植物和蔬菜当中，诸如棉子油、豆油、玉米油和红花子油等就属于这类脂肪；葵花子、芝麻、核桃中也都含不饱和脂肪。

情绪问题对饮食起着一定的作用。有些人遇到焦虑、紧张、感到不安全时，会像借酒消愁，猛吃东西来解烦。甚至有人觉得身体发福象征有钱有势，成了大人物，也好像能被人看得起。

(三) 需要的热量

要控制总热量的摄入，以免过多的热量导致肥胖。饮食热量估计首先按照患者的性别、年龄和身高得出理想体重，然后根据理想体重和工作性质，计算出每日所需总热量。

成年人休息时每日每千克理想体重给予热量 25 千卡~30 千卡，轻体力劳动者 40 千卡以上。根据患者工作性质确定每公斤理想体重给予的热量数字乘以理想标准体重，所得乘积就是每日总热量的估计数字，然后选定每天饮食中所需的各种食物。

常用食物的碳水化合物、蛋白质、脂肪和热量

（每 100 克食物）

品名	蛋白质(克)	脂肪(克)	碳水化合物(克)	热量(千卡)
小米	9.7	1.7	76.1	359
玉米面	8.4	4.3	70.2	353
黄豆	36.3	18.4	25.3	412
绿豆芽	3.2	0.1	3.7	29
马铃薯	2.3	0.1	16.6	77
红薯	1.8	0.2	29.5	127
大红枣	3.3	0.4	72.8	99
巧克力	5.5	27.4	65.9	532
鲜牛奶	3.3	0.4	72.8	69
全脂奶粉	26.2	30.6	35.5	513
鸡蛋	14.7	11.6	1.6	170
瘦猪肉	18.5	22.2		274
猪肝	1.3	4.5	1.4	132
羊肉	15.9	30.6		388
牛肉	19.6	21.1		268
鸡肉	21.5	2.5		111
鲤鱼	17.3	5.1	0	115
花生米(炒)	26.5	44.8	20.2	590

各种工作每小时所需的热量

	工作分类	需要热量(千卡)
轻度工作	办公室工作、读书、修表、缝纫	50～75
中等度工作	实验室工作、护理、打字、洗衣、扫地、散步	75～150
较重度工作	田间工作、木工、铁工、走路、游泳	150～200
重度工作	锯木、采石、剧烈运动	200～300

（四）理想的食谱

合理饮食的原则是低脂饮食，少吃动物脂肪和内脏，控制总热量的摄入，多吃蔬菜、豆类、豆制品和戒烟，少饮酒，切忌暴饮暴食，以免诱发心绞痛或心肌梗死。

蛋白、脂肪、糖类的分配是对健康人而言，如果是冠心病患者，特别是血脂升高者，应更进一步降低脂肪的摄入（主要指饱和脂肪的摄入）。低脂饮食中每日胆固醇摄入量不宜超过300毫克（约1~2个鸡蛋黄含量）。

有冠心病危险因素的人少吃脂肪。

1. 少吃动物脂肪（饱和脂肪）。

2. 无论在哪里，只要有可能就不吃饱和脂肪，而多吃一些植物油和其他一些不饱和脂肪。

3. 少吃含胆固醇高的食品。

4. 如果体重过重，就要减少热量的摄入量。

5. 在青少年时期就食用推荐的合理饮食。

6. 长期低脂饮食，血脂浓度可以降低。

7. 全家养成食用合理饮食的良好习惯，所有家庭成员都能降低出现高血脂的风险。

合理饮食中最为有效的食物，是那些量不大但能满足各种营养需要，又使患者食用之后在两餐之间不产生饥饿感，使他们有种良好的自我感觉的食物，并且这类食品不论在家还是外出都容易买到。

合理饮食要做到不偏食、不过食、定时定量，掌握一定比例。年龄越大，越要多吃素菜，每次进食都不要过饱，最理想的是吃八成饱。

下面提出一些有益于健康的饮食法：

1. 少量多餐。

2. 食用不饱和脂肪（液态植物油）来代替饱和脂肪（动物固态油脂），食用脱脂奶制品代替全脂奶制品，限制鸡蛋黄的摄入。

3. 肉食品在未烹制之前尽量把看得见的脂肪剔掉，肉汤冷时，凝固在汤面的浮油要除掉。

4. 肉食品只煮、烤而不煎炸。

5. 食用豆类食品来摄取蛋白质和铁质，这类食品没有胆固醇，是食用品质好的肉类代食品。

6. 身体超重者要限制粮食、面包（油脂和胆固醇含量虽少，但含热量却高），血压高者，限制食盐的摄入量。

一、适当的体力劳动和体育活动

（一）适当运动对防治冠心病是有益的

多数人认为运动对防治冠心病是有益的，运动也能使冠心病发病率、病死率都有所降低。

运动的益处是：

1. 能促进心肌侧枝循环的形成和发展，能改善心肌氧的供需关系。

2. 可以减轻体重，避免肥胖。

3. 可使脂肪转运到肌肉内氧化，降低血脂，改善脂质代谢紊乱，提高高密度脂蛋白，降低低密度脂蛋白。

4. 能提高纤维蛋白溶解酶活性，降低血小板聚集性。

5. 能调节精神活动状态。

6. 可消除脑力劳动和精神紧张的影响，消除疲劳，恢复精神，达到劳逸结合的。

最后，有关合理饮食的习惯要有决心长久地坚持下去，才能收到良好的效果。

(二) 对运动锻炼项目的选择

适当的运动对预防冠心病是不可缺少的，也是任何药物所不能代替的。有规律有计划的运动锻炼对控制冠心病的易患因素，对改变冠心病患者的心理状态和精神面貌，改善患者循环功能及呼吸功能都有很大好处。但每个人的运动方式、运动量，应根据体力、病情和条件，由医生和患者共同制定。运动方式较多，可进行如下选择：

1. 散步：散步运动量较小，是冠心病最方便、最安全的运动。

2. 慢跑：慢跑还是比较剧烈的运动，冠心病患者应该慎重。

3. 爬楼梯：这种活动对人的心肺功能锻炼有一定的益处，但要注意膝关节的劳损。

4. 骑自行车：如果以往习惯于骑自行车而且已适应快步和慢跑的，可以结合上下班骑车锻炼，但距离和速度都应严格限制，如有症状发作，应停止锻炼。

5. 打拳和做操：太极拳或太极剑姿势放松，动作柔和，程序稳定，是适合冠心病患者的运动。如结合散步，则效果更好。运动量的大小也应根据病情和体力而定，体力差的可打简化太极拳或练几个动作，重复锻炼。体力好的可练全套太极拳。

6. 气功：练气功对增进体质、慢性疾病的康复治疗有益处，有冠心病的患者可以根据病情和兴趣，练习气功。

冠心病患者体质好，没有明显症状的，可以参加游泳、爬坡、打羽毛球、乒乓球等运动，但运动量应适当限制。

（三）如何掌握运动量的大小

冠心病患者锻炼的方法很多，但如何掌握运动量，进行合适的锻炼则是一个至关重要的问题。运动量过小只能起安慰的作用，不能达到增加心肌的侧枝循环，增强心功能的目的。运动量过大又会引起心绞痛、心肌梗死，甚至心力衰竭的发作。

冠心病患者可以根据自我感觉来判断运动量的大小。如果运动后感到轻松，自我感觉良好，有轻度愉快的疲劳感、情绪饱满、精力旺盛、食欲正常、睡眠好，说明运动量合适。假如运动后感到头昏、胸闷、心慌、气短、精神不好、易疲劳、不思饮食、难以入眠，说明运动量过大，则应适当限制运动量，否则会引起冠心病的发作。

（四）锻炼过度的表现

在锻炼运动中或运动后出现心绞痛，心律不齐频发，心跳过快或过缓，头晕、恶心、呕吐、苍白、气短等，运动引发长时间疲劳、严重失眠、体液滞留所致的体重增加、持续心率增快等均应视为锻炼过度的表现。此时应立即到医院进行诊断、治疗，以防发生急性心肌梗死而危及生命，千万不可大意。

二、合理安排工作和生活

1. 生活要有规律，保持乐观、愉快的情绪，避免过度劳累和情绪激动，注意劳逸结合，保证充足睡眠。多数人主张每日睡眠不少于 8 小时。

2. 提倡不吸烟，不饮烈性酒，但少量低浓度酒有提高血液中高密度脂蛋白的作用，对预防冠心病有益处。

3. 积极治疗与本病有关的一些疾病，如高血压、肥胖症、高脂血症、糖尿病等。

三、有家族史的人要注意

有亲属在较年轻时发病者，应重视预防和及时检查。特别是其父母在 50 岁以前发生心肌梗死的，应及早采取防治措施，注意合理饮食，不能营养过剩，加强体育锻炼，防止体胖，不要吸烟，定期健康检查，一旦发现血压升高、血脂升高及糖尿病等危险因素时，要及时治疗，千万不能马虎大意。

随着人们生活水平日益提高，有人认为，冠心病的预防措施应从儿童期开始，即儿童不宜食高胆固醇，高动物性脂肪的饮食，应避免饮食过量、防止发胖。

第三节　预防冠心病可服哪些药物

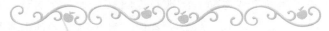

一、降血脂药物

血脂增高的人，经饮食调节和注意进行体力活动后，仍不降低者，可选用下列降血脂药物：

1. 干扰或抑制胆固醇、甘油三酯合成的药物，常用的有安妥明、烟酸肌醇酯、洛伐他汀、辛伐他汀、非诺贝特、诺衡（洁脂）等。洛伐他汀、辛伐他汀和氟伐他汀降低胆固醇效果比较好，还能使高密度脂蛋白升高，降低低密度脂蛋白水平。

2. 减少胆固醇吸收的药物，常用的有亚油酸丸、脉通等。

3. 离子交换树脂药物，常用的有胆酪胺等。

4. 中药：泽泻、首乌、山楂、麦芽、茶树根、桑寄生、虎杖、葛根、黄精、参三七、决明子、灵芝、玉竹等，均曾被证实有降血脂的作用。目前也有降血脂的中成药，如山楂精降脂片，心脉宁等制剂。

二、抗血小板药物

抗血小板聚集和黏附的药物，可防止血栓形成，有助于防止冠状动脉狭窄继续加重，可用于各型冠心病患者，对于心肌梗死后预防再次梗塞更有意义。

1. 肠溶阿司匹林：长期口服。阿司匹林作为抗血小板药物应用于临床，属于老药新用。但若阿司匹林每天药量过大，不但没有防止血栓形成的作用，反而有增加血栓形成的危险性。所以，患者不明白时应请教医生，不要服药过量，引起不良后果。

2. 潘生丁：与阿司匹林合用效果更好。如果患者服药后出现头胀痛等症状，需减量或停药。

三、降低血液黏稠度药物

如果血液黏稠度增高，血液在冠状动脉内流动速度变慢，容易形成血栓，堵塞血管，易导致冠心病、心绞痛、心肌梗死。现在医院内有一种仪器，可检测患者血液黏稠度，如果血液黏稠度增高，有冠心病的其他危险因素存在，选用降低血液黏稠度的药物治疗，可防止冠心病的发生和病情进展。

1. 蝮蛇抗栓酶。

2. 藻酸双酯钠（P. S. S)。

3. 低分子右旋糖酐或羟乙基淀粉代血浆（706 代血浆）。

4. 中药：常用的制剂有复方丹参等。

第三章

冠心病的西医治疗

心绞痛发作症状较重者，可使用作用迅速的硝酸酯制剂。这类药物主要是扩张了周围动脉与静脉，减少静脉回流，降低心室容量、心脏内压、心排血量和血压，减低了心脏的负荷。

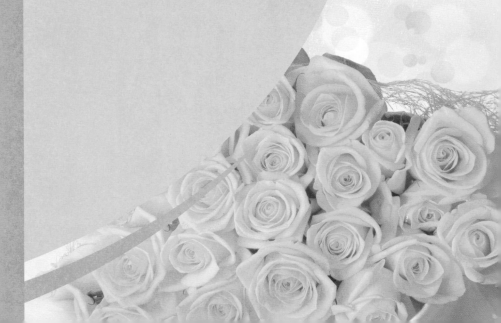

第一节　心绞痛的治疗

冠心病心绞痛的治疗原则是增加冠状动脉的供血和减少心肌的需血量，同时治疗冠状动脉粥样硬化。

一、急性发作时的治疗

（一）休息

发作时立即休息，一般患者在停止活动后症状即刻解除，有的患者心绞痛缓解后，再继续原来的活动，可再次发生心绞痛，这种做法是相当危险的，容易发展为急性心肌梗死。

（二）药物治疗

心绞痛发作症状较重者，可使用作用迅速的硝酸酯制剂。这类药物主要是扩张了周围动脉与静脉，减少静脉回流，降低心室容

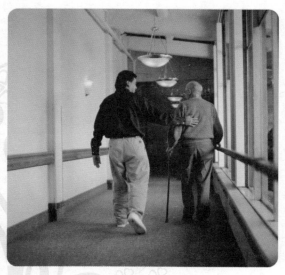

量、心脏内压、心排血量和血压，减低了心脏的负荷。这不仅使心肌耗氧量明显降低，而且使心肌内血流量相对增加。这类药物还可扩张冠状动脉，降低阻力，增加冠状动脉血流量，从而增加心肌氧的供

给，以缓解心绞痛发作。

1. 硝酸甘油：成年人一次用 0.25~0.5 毫克（0.5~1 片）舌下含服。每 5 分钟可再服 1 片，直至疼痛缓解。如果 15 分钟内总量达 3 片后疼痛持续存在，应立即就医，在活动或大便之前 5~10 分钟预防性使用，可避免诱发心绞痛。

2. 亚硝酸异戊酯：这是缓解心绞痛的急救药，使用不当易使外周血管急剧扩张，血压突然下降，致休克甚至猝死。大剂量可产生高铁血红蛋白血症。对老年冠心病患者，这种危险更大，大剂量吸入后，出现颜面潮红、搏动性头痛、心动过速、发绀、软弱、躁动、昏厥、虚脱等。

这种特性已经引起医药界的高度重视。

亚硝酸异戊酯的中文化学名称：亚硝酸异戊酯

医疗作用：亚硝酸异戊酯又称亚硝酸戊烷，其药理作用是：本药挥发性的芳香气味刺激机体循环系统，既可扩张外周血管以减轻心脏负担，又可通过血流重新分布，增加心冠状动脉血当心绞痛发作时，应正确使用亚硝酸异戊酯。方法是：将亚硝酸异戊酯一支或一粒置于纱布或手帕内压破，药液的气味迅速挥发出来时，将其逐渐靠近口鼻处嗅吸 2~3 次即可收效，每次吸入 1~3 次。若嗅吸完成后心绞痛仍未缓解，疼痛时间延长或疼痛程度较以前明显加重，应迅速由人护送医院诊治。

二、缓解期的治疗

有心绞痛的患者在缓解期应积极配合医生治疗，防止心绞痛发作，创造条件，建立侧枝循环，使病情长期稳定，免于发生心肌梗死。

在缓解期应尽量避免各种确知足以导致心绞痛发作的因素。

调节饮食，特别是每次进食不宜过饱。禁绝烟酒，调整日常工作与工作量，减轻精神负担，保持适当的体力活动，以不致发生疼痛症状为度；一般不需卧床休息。对初发型、恶化型劳累性心绞痛和自发性心绞痛患者，疑为心肌梗死前奏的患者，应予休息一段时间或入院治疗。

使用作用持久的抗心绞痛药物，以防心绞痛发作，可单独选用、交替应用或联合应用下列药物：

（一）硝酸酯类药物

1. 消心痛，也叫硝酸异山梨醇酯片剂：缓解发作时可舌下含化。作用与硝酸甘油相似，但持续时间较长，口服半小时见效；在急性心绞痛发作时，舌下含服 2~3 分钟可见效。

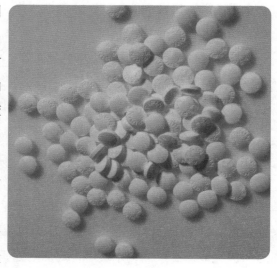

2. 长效硝酸甘油，也叫硝酸戊四醇酯：片剂，作用缓慢而持久，一般在服药 40 分钟后开始起作用，可持续 4~6 小时。

（二）肾上腺素能 β 受体阻断剂（简称 β 阻断剂）

该类药物主要使心率减慢，降低血压，减低心肌收缩力和耗氧量，从而缓解、预防心绞痛的发作。常用的药物有：

1. 心得安，也叫普奈洛尔：片剂，可逐渐增加剂量。

2. 氨酰心安，也叫阿替洛尔：该类药物对有心力衰竭、支气管哮喘、心跳过缓的患者不能服用，一般不用于自发性心绞痛患者。

（三）钙通道阻断剂

该类药物能减少心肌耗氧量，扩张冠状动脉，解除冠状动脉痉挛，可预防和缓解心绞痛。常用药物有：

1. 心痛定，也叫硝苯地平：每天 3~4 次。

2. 硫氮卓酮、异搏定等药物：该类药物对变异型心绞痛及其他自发性心绞痛患者疗效较好。

以上三类药物可单独服用，亦可联合服用，不过联合服用疗效更好。

（四）其他疗法

低分子右旋糖酐或羟乙基淀粉（亦称 706 代血浆）加入复方丹参注射液，静脉滴注，14 天为一疗程，可用于心绞痛频繁发作患者。高压氧舱治疗可使顽固性心绞痛得到改善。体外反搏治疗也有一定疗效，可以考虑应用。此外，肝素及蝮蛇抗栓塞酶需住院应用。

第二节　心肌梗死的治疗

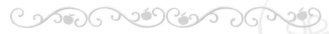

一、心肌梗死的现场抢救

心肌梗死的直接原因是冠状动脉供血障碍所引起的心肌缺血和缺氧，与心绞痛所不同者在于部分心肌因血液供应和持久的严重障碍，或完全中断血流而发生心肌坏死。病情较严重者，发病后前几小时内因心脏停搏（停止跳动）或心室颤动等死亡的危险性很大。所以，一旦发生心肌梗死，应尽可能在发现地点给予现场就地急救处理。

1. 有些患者急性心肌梗死发生在家中、行路中以及其他生活、工作场所，此时不可搀扶患者勉强走到医院，以免在前往医院过程中发生意外死亡，但要立即与附近医院联系，请医生或叫救护车用担架将患者送到医院。

对于急性心肌梗死患者来说，"时间就是生命"。如果怀疑患者发生急性心肌梗死，患者家属首先要冷静并保持室内安静，不要慌张，尽量不要自行送往医院，患者更不能自己开车前往医院，家属或周边朋友要帮助患者就地平卧进行家庭急救。同时拨打急救电话等待医务人员到来。

千万不要剧烈搬动患者，因为在这种情况下各种轻微的活动都会增加心肌工作量，增加心肌耗氧量和加重缺血，继而可引起严重的心律失常，甚至猝死。

急诊科医护人员凡是接诊怀疑心肌梗死的患者，将会立即启动绿色通道，安排进入抢救室。

2. 有些患者发病在一般诊所，应该就地抢救。切忌病情不稳定，没进行基本治疗，匆匆忙忙转往大医院，以免在转院途中发生意外。

3. 发现患者患心肌梗死时，要让患者立刻就地休息，切忌走动，要给予精神安慰，使患者保持安静，并尽可能地扶助病人维持舒适的姿势。

4. 尽量保持周围环境安全，避免精神刺激，注意保暖。

6. 若能行静脉输液，可马上根据病情随时在静脉输液中用药。

7. 如有氧气设备，可立刻给患者吸入氧气。

8. 对昏迷患者或想呕吐者，不要给水喝，以免呛咳或误吸入呼吸道，加重呼吸困难。

9. 呼吸停止时，保持呼吸道通畅，进行人工呼吸。

10. 心跳停止时，要立即进行胸外心脏按压，切忌把心跳停止后最宝贵的几分钟丧失掉。同时做人工呼吸。

二、急性心肌梗死的住院治疗

发生心肌梗死后应及时发现、及早住院，并加强住院前的就地抢救处理。有 70% 是在医院外面死亡的，而这些患者又有半数是在发病 1 小时之内死去的。这就清楚地说明，一旦患者有症状应立即去最近的医院，千万别因为拿不准是不是得了心肌梗死而耽误时间。许多人只是一种隐隐约约的沉重压迫感、不适感。提高警惕，发病后立即到医院就诊，确诊后马上住院治疗。

住院后的治疗原则是保护和维持心脏功能，挽救接近死亡的心肌细胞，防止心肌梗死面积（坏死的心肌）继续扩大，缩小心肌缺血的范围，及时处理严重的心律不齐及各种并发症，防止发生猝死，使患者能够安全度过急性期，进入康复期治疗。

（一）监护与一般治疗

1. 心脏科加护病房：冠心病监护室有电器设备并配备有经过培训的专职医护人员。许多医院都为此另开辟一个病房，内设几张病床，作为冠心病监护室。

2. 充分休息：急性心肌梗死后充分休息尤为重要。开始两周基本上为卧床休息，限制一切体力活动。尽量保持环境安静。不允许亲友来探视，因为探视时会打扰患者休息，甚至引起患者精神、情绪的剧烈变化，使病情加重。有些患者对医院感到不安和恐惧，如果病房隔壁或同病房内刚死过人，更感到害怕，不愿在医院住院治疗，对这样的患者应作耐心的心理辅导，让患者觉得

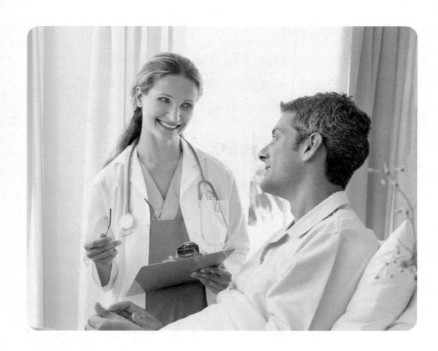

住在医院里有安全感。

3. 吸氧：心肌梗死后心脏本身缺血缺氧，心脏功能下降，排血量降低，全身各脏器均处于缺血缺氧状态，吸氧后可缓解缺氧状态，恢复心脏功能，最初几天间断或持续吸氧是很有必要的。

4. 护理：第一周患者应完全卧床休息，一切日常生活由护理人员帮助进行，尽量减少患者的体力活动。进食不宜过饱，可少量多餐，食物以易消化、低脂肪为宜。要保持大便通畅，大便时避免用力，以免发生不良后果。

第二周患者可在床上作四肢活动。第三周可以下床在床边轻微活动。第四周可在室内及走廊内缓步走动。病情较重者，卧床时间宜延长。一般住院时间平均 4~6 周左右。

必须强调的是，出院太早，容易出现病情加重，甚至发生新的梗死，最好住院休息治疗 4~6 周，以保安全。

（二）解除疼痛

可选用下列药物尽快解除疼痛：

1. 哌替啶。

2. 吗啡。

3. 疼痛较轻者可用可待因肌内注射或口服，亦可试用硝酸甘油硝片或硝酸异山梨酯舌下含服，或用硝酸甘油溶于葡萄糖中静脉滴注。

如疼痛顽固，上述治疗不能解除者，可用人工冬眠疗法，同时密切监测血压。

（三）防止梗死面积扩大，缩小缺血范围可应用下列措施

1. 极化液疗法：氯化钾、胰岛素加入葡萄糖液中静脉滴注，每日 1 次，7~14 天为一个疗程。

2. 低分子右旋糖酐或羟乙基淀粉代血浆，或者把复方丹参注射液加入液体内，静脉滴注，每天 1 次，14 天为一个疗程。

3. 也可用 β 受体阻断剂等药物。

（四）心律不齐、休克、心力衰竭的处理

急性心肌梗死出现严重的心律不齐、休克和心力衰竭，说明病情严重，预后差，死亡率高，应密切观察病情，制定有效的措施，降低病死率。

（五）心肌再灌注

发病 3~6 小时内，可以使闭塞的冠状动脉再通开，心肌得到再灌注，使面临坏死的心肌可得以存活，坏死范围缩小，预后改善，是一种积极的治疗措施。

1. 用溶解血栓药物把新形成的血栓溶化开，使冠状动脉再通，可用链激酶、尿激酶大剂量静脉滴注，如能透过心导管把药物直

接注入有阻塞的冠状动脉内，则效果更好。

2. 气球扩张术，是在 X 光的监视下，将一个球囊经皮肤开口送入到冠状动脉狭窄处，然后将球扩张，撑开狭窄的冠状动脉，使血管再通，这种治疗方法有创伤性，需一定的设备条件和技术条件，在一般医院内尚不能使用。

第四章 冠心病的中医治疗

冠心病属中国医学的心悸、胸痹、瘀血心痛、真心痛及厥心痛的范畴，而目前最多用胸痹一词。胸痹是指胸部闷痛，甚则胸痛穿透胸背、气短、喘息不能平卧为主要症状的一种疾病。

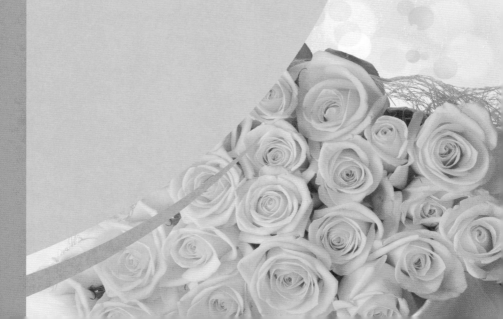

第一节　冠心病的中医认识及病因病机

中医对冠心病的认识

冠心病属中国医学的心悸、胸痹、瘀血心痛、真心痛及厥心痛的范畴，而目前最多用胸痹一词。胸痹是指胸部闷痛，甚则胸痛穿透胸背、气短、喘息不能平卧为主要症状的一种疾病。

第二节　辨证论治

本病的主要临床特征是胸部憋闷、疼痛，甚则胸痛彻背、短气、喘息、不得平卧，中医认为其病位主要在心，与脾肾也有一定的关系。

在症状发作时，以治标为主，但应考虑病虚的本质，可适当选用标本兼治，疼痛缓解后则以治本为主，适当照顾标证。

现就不同的症型之治疗分述如下：

（一）心血瘀阻

症状：胸部刺痛，固定不移，入夜更甚，时或心悸不宁，舌质紫暗，脉象沉涩。

治法：活血化瘀，通络止痛。

方药：以血府逐瘀汤加减。

血府逐瘀汤（《医林改错》）：桃仁 12 克、红花 9 克、当归 9 克、生地黄 9 克、川芎 6 克、赤芍 6 克、牛膝 12 克、桔梗 5

克、柴胡 6 克、枳壳 6 克、甘草 6 克，方中当归、赤芍、川芎、桃仁、红花等均为活血祛瘀之品；柴胡疏肝，枳壳理气，一升一降，调整气机。取气为血帅，气行则血行之意。

常用的方剂尚有桃红四物汤（当归、桃仁、红花、生地黄、川芎、赤芍）、少腹逐瘀汤（茴香、干姜、延胡索、当归、川芎、官桂、赤芍、蒲黄、五灵脂）和失笑散（蒲黄、五灵脂）等分为细末，每服 6 克，用黄酒或醋冲服。

（二）痰浊壅塞

症状：胸闷如窒而痛，或痛引肩背、气短喘促、肢体沉重、形体肥胖、痰多、苔浊腻、脉滑。

治法：通阳泄浊、豁痰开结。

方药：栝蒌薤白半夏汤加味。

栝蒌薤白半夏汤（《金匮要略》）：瓜蒌实 12 克、薤白 9 克、半夏 12 克、白酒适量。

痰浊与血瘀往往同时并见，因此，通阳豁痰和活血化瘀法亦经常并用，但必须根据两者的偏盛而有所偏重。

（三）阴寒凝滞

症状：胸痛彻背、感寒痛甚、胸闷气短、心悸、重则喘息、不能平卧、面色苍白、四肢厥冷、舌苔白、脉沉细。

治法：辛温通阳、开痹散寒。

方药：栝蒌薤白白酒汤加枳实、桂枝、附子、丹参、檀香。

（四）心肾阴虚

症状：胸闷且痛、心悸盗汗、心烦不寐、腰酸膝软、耳鸣、头晕、记忆减退、舌红或有紫斑、脉细带数或沉细涩。

治法：滋阴益肾、养心安神。

方药：左归饮加减。

（五）气阴两虚

症状：胸闷隐痛。时作时止，心悸气短、倦怠懒言，面色少华，头晕目眩，遇劳则甚，舌偏红或齿印，脉细弱无力，或结代。

治法：益气养阴、活血通络。

方药：生脉饮合人参养营汤加减。

（六）阳气虚衰

症状：胸闷气短，甚则胸痛彻背，遇寒加重。心悸、汗出、畏寒、肢冷、腰酸、乏力、面色苍白、唇甲淡白或青紫、舌淡白或紫暗、脉沉细或脉微欲绝。

治法：益气温阳、活血通络。

方药：参附汤合右归饮加减。

常用的方剂尚有二仙汤（仙茅、仙灵脾、巴戟天、黄柏、知母、当归）、味回阳饮（人参、制附子、炮姜、灸甘草）、附子理中汤（炮附子、人参、白术、炮姜、灸甘草）、右归丸（熟地、山药、山茱萸、枸杞子、鹿角胶、菟丝子、杜仲、当归、肉桂、制附子）。

第三节　单方、验方

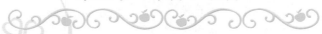

1.冠心饮：适用于各种类型的心绞痛及心肌梗死恢复期。

组成：党参 60 克、麦冬 60 克、五味子 30 克、山萸肉 30 克、川牛膝 30 克、川芎 30 克。

用法：上药先泡 4 小时，加水后大火煮开，然后小火煮 30 分钟，共煎 3 次。将 3 次所取药液用纱布过滤，然后用大火浓缩至 1500 毫升，凉后分装 3 瓶，冰箱贮存。每次服 30 毫升，每日 3

次，空腹温服。连服半年。

2. 羊藿叶饮：主要用治疗冠心病，心绞痛。

组成：羊藿叶、何首乌、玉竹、当归、瓜蒌皮、薤白、附子、肉桂、生地、麦冬、降香。

3. 冠通汤：

组成：丹参 9 克、炒赤芍 9 克、桃仁 4.5~9 克、降香 3 克、生香附 9~15 克、广郁金 15 克、全瓜蒌 15 克、元胡 9 克、远志 3 克、清炙草 3 克。

4. 秦伯未治疗冠心病、心绞痛药方：

用于一般症候方：麦冬 6 克、阿胶 6 克、川桂枝 1.5 克、炙甘草 3 克、丹参 6 克、郁金 6 克、炙远志 4.5 克、炒枣仁 9 克、浮小麦、红枣 3 枚、三七粉 0.6 克（分冲）、朝鲜参（也可用红参）粉 0.6 克（分冲）。

在具体临床使用时，仍需注意辨证加减，灵活运用。

5. 宽胸丸：

组成：荜拨 900 克，高良姜、延胡索、檀香各 45 克，细辛 150 克，冰片 30 克。

用法：提取挥发油（荜拨、良姜、檀香、细辛）及浸膏装入胶囊，每料可装胶囊 160 个左右，每个 0.3 克。每日 3 次，每次 0.3 克。

功效与应用：温中散寒、芳香开窍、理气止痛。用于治疗冠心病、心绞痛。

6. 心梗煎：

组成：生蒲黄、丹参、薤白、栝蒌各 15 克，桂枝、半夏、桃仁、红花、五灵脂各 9 克，三七、琥珀各 3 克。

功效与应用：活血化瘀、通阳散结。用于心肌梗死、心绞痛。

症见有胸闷气短、心前区作痛、舌紫黯或有瘀斑、脉沉涩等。

7. 银川汤：

组成：银杏叶 9 克，红花、川芎各 6 克，葛根 10 克。

功效与应用：活血化瘀，行气止痛。用于治冠心病、绞痛、高脂血症。实验证明，本方能扩张冠状动脉、降低胆固醇。

8. 冠心Ⅱ号：

组成：丹参 30 克、赤芍、川芎、红花、降香各 15 克。

功效与应用：行气活血、祛瘀通络。用于治疗冠心病。症见胸闷不适，或有胸前疼痛、心悸、气憋等。

9. 水香丸：

组成：水蛭、九香虫、三七各 4.5 克，肉桂 1.5 克。

用法：研为细末，水蜜适量，制成丸剂。每日 3 次，每次 4.5 克，饭后服。

功效与应用：活血祛瘀、理气止痛。用于冠心病、心绞痛、高脂血症。

10. "抗心梗"合剂：

组成：黄芪、丹参各 30 克，党参、黄精、郁金、赤芍各 15 克。

用法：以上为 1 日量。水煎 2 次，去渣，浓缩为 100 毫升，分 2 次服。3 周后病情稳定，再改为每日 1 次，每次 50 毫升。共服 6 周。

功效与应用：益气养阴、活血通络。用于急性心肌梗死，必要时配合西药治疗，并酌情加减。

11. 心梗饮：

组成：栝蒌、薤白、丹参、蒲黄各 12 克，茯苓、郁金、当归各 15 克、桑寄生、香附、延胡索各 9 克，陈皮、半夏各 6 克。

功效与应用：活血化瘀，宽胸理气。用于心肌梗死，心绞痛。症见有胸闷气短，心前区作痛，心烦不安，舌质黯紫或有瘀斑，脉弦涩或沉细。若兼食滞、纳呆、不思饮食，加山楂、鸡内金；便秘，加火麻仁、大黄；痛甚，加木香、川楝子；体倦乏力，加黄芪、太子参。

12. 心舒Ⅲ号：

组成：生蒲黄 15 克，党参 30 克，红花 6 克，片姜黄、降香各 4.5 克。

用法：以上为 1 日量，煎煮浓缩，制成浸膏片。分 3 次服。亦可用汤剂，水煎服。

功效与应用：行气活血、降脂止痛，用于冠心病、心绞痛、高脂血症及高血压等，证属气滞血瘀者。

13. 六五一丸：

组成：桂枝 60 克，党参、麦冬、五味子、阿胶、灸甘草、红枣、冰糖各 180 克，生地、龟板、鸡血藤各 300 克。

用法：研末，制成小丸。每次服 9 克，日服 2~3 次。

功效与应用：用于冠心病、体倦无力、心悸气短、心前区隐痛、脉结代。

14. 健身糖浆：

组成：党参、赤芍各 30 克，黄精 24 克、红花、山楂各 12 克。

用法：水煎服，或制成糖浆。以上为 1 日量。

功效与应用：益气活血、补虚止痛。用于冠心病、心绞痛、头晕、乏力、心悸气短、胸闷不适。

15. 变通血府逐瘀汤：

组成：当归尾、川芎、桂心、桃仁、红花、牛膝、枳壳、柴胡、桔梗、栝蒌、薤白各适量。

功效与应用：活血祛瘀、行气止痛，用于老年人胸痹心痛。

16. 冠心通络片：

组成：丹参 20 克，旋覆花、杏仁、茯苓、茜草、干地龙、薤白、法半夏、山楂炭、五灵脂各 10 克，生蒲黄 15 克，陈皮、菖蒲、远志肉各 5 克，琥珀末、甘草各 3 克。

用法：将丹参、蒲黄、菖蒲、远志、茯苓研细末过筛，余药水煎 2 次，去渣过滤浓缩，混合，制成小丸或制片，名"冠心通络片"。每日 3 次，每次 10 丸（片）。

功效与应用：活血通络、理气宽胸、宣痹止痛、定悸定神。用于冠状动脉粥样硬化、心肌供血不足、胸闷气短、心悸心痛等。

注意：孕妇忌用。

第四节 常用中成药

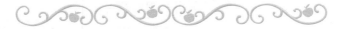

1. 冠心苏合丸：

组成：苏合香丸化裁而来，由朱砂、苏合香油、冰片、乳香、檀香、青木香等组成。

2. 丹参注射液：

组成：每支 2 毫升，内含相当丹参生药 3 克。

3. 复方丹参注射液：

组成：每支 1 毫升，内含降香、丹参各 2 克。

4. 冠心Ⅱ号（又称北京冠心片）：

组成：丹参、川芎、赤芍、降香、红花。

5. 丹参Ⅱ号：

组成：丹参、川芎，每支 2 毫升。

6. 丹参舒心片：

组成：丹参提取物。

7. 毛冬青：

组成：毛冬青。口服片剂，每片相当于生药 4 克。注射剂每支 2 毫升，内含黄酮 40 毫升，约相当于生药 8 克。

8. 益母草注射液：

组成：益母草注射液相当于生药 24 克。

用法：1 支（相当于生药 24 克）加入 5%葡萄糖液 500 毫升中静脉滴注，每日 1 次，14 天为一疗程。

9. 山楂片：

组成：山楂。每片相当于生药 30 克。

用法：每日口服 3 次，每次 5 片。

10. 宽胸丸

组成：由檀香、冰片、细辛、良姜、荜拨、玄胡组成，从这些药中提取挥发油制成口服胶囊。

功效与应用：用于治疗冠心病、心绞痛。

11. 宽胸气雾剂：

组成与功能：本气雾剂组成中檀香含挥发油 3%~5%，主要成分为白檀醇、白檀烯戊醛等，有理气和胃、温中止痛作用；细辛含细辛酮、甲基香酚、优香芹酮、蒎烯、黄梓醚、左旋细辛素，有祛风散寒止痛作用；高良姜含挥发油 0.5%~1.5%，主要由蒎烯、桉油精、桂皮酸甲脂、高良姜酚等，具有温中散寒作用。荜拨含挥发油 1%，主要为碳烷，有温中散寒作用。

用法：在心绞痛发作时，将气雾剂对准口腔喷雾 2~3 喷，对缓解心绞痛有明显效果。气雾剂由口腔及呼吸道黏膜迅速吸收，故作用迅速。

12. 细辛气雾剂：

组成：细辛挥发油，冰片。

用法：在心绞痛发作时，将气雾剂对准口腔喷雾 2~3 喷。

13. 人工麝香气雾剂：

组成：含麝香中主要成分之一的麝香酮，是人工合成。制成气雾相当于每瓶 1.8 克溶于 95% 酒精中。

附：人工麝香片：每片含麝香酮 30 毫克，心绞痛发作时含 1~2 片。据 160 例观察有 74.37% 病例与硝酸甘油作用相似。

14. 麝香保心丸：

组成：麝香、苏合香酯、冰片、蟾酥、人工牛黄、肉桂、人参。

用法：口服每日 3 次，每次 1~2 粒（微粒）。

15. 心绞痛灵：

组成：细辛、白芷、牙皂、冰片、麝香等。

用法：心绞痛发作时口含 1 片。

16. 葛根片：

组成及作用：主要有效成分葛根黄酮，具有增加冠脉血流量，降低心肌耗氧量、降低血压、减慢心率。降低外周血管阻力及对抗脑下垂体后叶引起的心肌缺血的作用。每片 100 毫克。

17. 瓜蒌片：

组成及作用：瓜蒌，有增加冠脉流量、增加心肌收缩作用。

用法：口服，每日 3 次，每次 4 片。3 个月为 1 个疗程。注意：有轻度腹泻及胃内不适的不良反应。

18. 冠芍片：

组成及作用：由三七、赤芍、佛手、泽泻、缬草等组成，每片含生药 1.0 克。有活血理气作用，改善冠脉血循环。

19. 海风藤：

组成：海风藤的总黄酮。

用法：用总黄酮 160 毫克加入 10% 葡萄糖液 500 毫克，静脉点滴，每日 1 次，14 次为一疗程。

20. 活血通脉片：

组成：红花、丹参、三七、郁金、人参、枸杞子。

作用：活血通脉、强心镇痛。适用于冠状动脉粥样硬化引起的心绞痛、胸闷气短、心气不足、瘀血作痛。

用法：口服温开水送下，一次 5 片，一日 3 次。

21. 丹七片：

组成：丹参、三七。

作用：活血化瘀。有扩张冠状动脉，增加血流量的作用。适用于冠心病、心绞痛。

22. 营心丹：

组成：人参、牛黄、蟾酥、冰片。

作用：养心通脉、镇静止痛。适用于心阳虚、心气不足引起的胸闷、心悸、心痛，冠心病，心绞痛。

23. 速效救心丸：

组成：川芎等。

作用：增加冠脉血流量，缓解心绞痛。适用于冠心病、胸闷憋气、心前区疼痛。

24. 脉安冲剂：

组成：山楂、麦芽。

作用：降低高脂血清、胆固醇。主用于防止动脉粥样硬化。

用法：温开水送服。一日 2 次，一次 1~2 袋。

25. 复方丹参片：

组成：丹参、三七、冰片。

作用：活血化瘀、芳香开窍、理气止痛。主用于冠心病、心绞痛及胸闷。

26. 乐脉颗粒：

组成：丹参、川芎、赤芍、红花、香附、木香及山楂等。

作用：具有行气活血、化瘀解郁、养血通脉、止痛安神等功效。

用法：本品为无糖颗粒剂，每包 3 克，其中药物提取物含量占 50%，每次服 1~2 包，每日 3 次，空腹时温水吞服或冲服，6~8 周为一个疗程，长期服用疗效更佳，无明显不良反应。

第五章

冠心病的饮食疗法

人类必须摄入食物，才能维持生命。摄入的食物如果不适合身体的需要，或有害于身体健康，必然会扰乱身体正常的功能，产生疾病。在患病时，有些食物的摄入，会对患者产生有益的影响，而另一些食物则会有害于病，使病情加重。

合理调理饮食对于防治冠心病和高脂蛋白血症具有十分重要的意义。

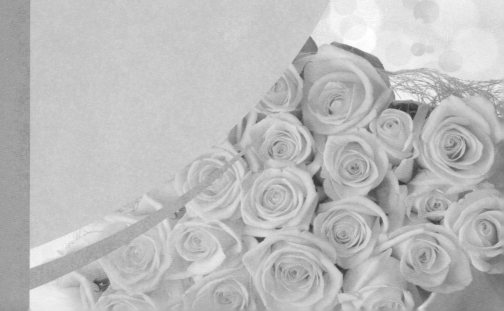

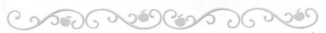

第一节　冠心病的饮食治疗原则

冠心病患者要注意减少膳食中热量以控制体重，减少脂肪摄入的总量及饱和脂肪酸和胆固醇的摄入量，增加多不饱和脂肪酸的摄入量。取精制糖的摄入量，并适当地摄入无机盐与维生素。

一、控制食量

食入量以维持正常体重为宜，如有超重，应减少热量摄入以降低体重。判断体重是否正常的简便方法是以体重除以身高的平方，正常范围 $18.5 \leqslant BMI < 24$。

热量分配很重要，要避免过饱，最好少食多餐，每日吃 4~5 餐。高脂血症患者，脂肪和碳水化合物的热量，均应相应减少。

除此之外，"禁忌狂饮暴食"是心血管病患者应该十分重视的，与健康人相比，心血管病患者的消化功能、分解能力、血管弹力都有所减退，经不起狂饮暴食的冲击，往往还会导致心绞痛、心肌梗死的发作，故应切忌。

二、食用脂肪的选择

多不饱和脂肪酸与饱和脂肪酸的比值，在营养学上常用 P/S 值表示。P/S 值越高，对人体越有益。大多数植物油的 P/S 值均比动物油高。由此看来，并不是说所有的油脂性食物均不能食用。正确的做法应该是设法控制动物性的"荤油"，而适当地食用植物性的"素油"则是有益无害的。

1. 素油：在我国最常见的是花生油、豆油、菜子油、葵花油、棉子油、玉米油和芝麻油。

据现代药理研究：这些豆油中不饱和脂肪酸含量较高，有利于降血脂，防止动脉硬化。

2. 荤油：即猪油、羊脂、牛脂。

治疗膳食中 P/S 以 1.5 为宜，且同时应多食富含维生素 E 的食物。

天然维生素 E 广泛存在于各种油料种子及植物油中，如谷类、坚果类和绿叶蔬菜等。

食用油通常是人们从膳食中摄取维生素 E 的主要来源。麦芽、大豆、植物油、棉籽油、大豆油、芝麻油、玉米油、坚果类、芽甘蓝、绿叶蔬菜、菠菜、全麦、未精制的谷类制品、蛋、小麦胚芽、豌豆、红薯、禽蛋、黄油等含维生素 E 较丰富。

鱼油不仅 P/S 值高，和植物油相比，鱼油的脂肪酸碳链更长，不饱和程度更高，因而具有更好的降胆固醇作用。带鱼的胆固醇含量并不高，而脂肪 P/S 值却很高，因而冠心病患者经常适量吃些带鱼。

在饮食中，要控制高胆固醇食品的摄入，每日膳食中胆固醇的摄入量应少于 150 毫克。尤其要特别避免食用动物的内脏、脑、脊髓等。

三、合理食用蛋白质

由于动物性蛋白质的氨基酸组成接近人体，而植物性蛋白质则往往缺少离氨酸、蛋氨酸等必需氨基酸，故一般多强调进食动物性蛋白质。但动物性食物又有饱和脂肪酸过多之弊，故应充分利用蛋白质的互补作用。适量从植物性食物中摄取蛋白质，尤其是多食用豆类，使混合的植物性食物氨基酸模式符合人体需要。

豆类还有降低血胆固醇的作用，这是因为豆类植物胆固醇较多。

四、食不厌杂

控制膳食中的热量，限制过多摄入碳水化合物的食物，是心血管病患者合理饮食的重要内容。然而，"饥饿疗法"对心血管病患者来说则是不适宜的。从营养角度来看，不应是单纯的消极预防，而应增加体内蛋白质和维生素等，使体内达到营养平衡的积极预防。尤其是维生素的摄入更为重要。大剂量尼克酸有降脂作用。大剂量的维生素 C 有降低血胆固醇作用。经动物试验证明维生素 C 还具有改善冠状循环，保护血管壁，使高脂饮食所引起的血管壁病变减轻的作用。维生素 B 和维生素 P 也有降血脂的作用。

无机盐与微量元素对心脏也有影响。有些金属离子对心脏功能有利，如钙、镁、铬、锰、钒、硅、钾等。体内铬等含量降低与经常食用缺少铬的精制糖、盐和精制面粉有关。

此外，饮食物中的粗纤维内的木质素可以和胆酸结合限制其重吸收，有降低胆固醇生成的作用。

因此，提倡食不厌杂，主食中要多食用五谷杂粮。因为谷类中含有大量的蛋白质、糖分，多种维生素、矿物质等。蔬菜和水果中，品种要多样化，以摄入各种不同的营养素。为了达到营养合理，摄取多种蛋白质、维生素等营养物质，就应当提倡荤素混食、粮蔬混食、粗细混食，多食水果和经常调换花样，而避免偏食。

五、注意饮水

水，是自然界一切生物生命过程中必需的物质之一。人类亦不例外，它是构成身体组织的重要成分。在正常情况下，人体内所含水分约占体重的 80%。每个成年人一昼夜内需进水量约 2500~3000 毫升，才能维持身体各部分的正常生理功能，从而维系正常的生理活动。

人体除了出汗外，主要透过排尿将代谢产生的废物排泄掉。喝水=排尿，这实际上是人体内的一个内洗涤途径。

经常注意饮水，补充人体的消耗量，延缓身体各部位的退化，同时透过饮水排尿的内洗涤作用，将体内各种代谢废物排出体外，是保持健康的措施之一，也是冠心病患者预防感冒及其他各种并发症的必要措施。

饮水还有助于排便，而便秘往往是冠心病患者的大敌。

此外，饮水还能保持充足的血容量，不致因血液浓缩，血小板等物质聚集，造成血栓形成，减低血液的黏稠度，预防心肌梗死和脑梗死的发生。还可以调节体内钠的代谢，使尿出的钠增多，利于降低血压。

但要注意饮水的方法：最好是每日清晨饮一杯凉白开水。由于凉白开水可一饮而尽，同时微凉还有刺激肠管，增强肠管蠕动的作用。平日，频频少量多次饮水，不要暴饮，这样会增加心脏的负担。夏季也不要过多地喝冷饮，因大量冷饮的刺激，可致冠状动脉发生痉挛，血流减少，造成心肌缺血、缺氧。睡前也不宜多喝水，特别是茶水，以影响睡眠。

六、适当限盐

食盐摄入量过高是导致高血压病的高危险因素，这已被科学所证明。世界卫生组织在关于预防冠心病、高血压病的建议中提出，每人每天摄入食盐应在 5 克以下。

七、少食甜食

食物中糖的含量与本病的关系，越来越被人们所重视。食物中糖类可转变为脂肪贮于体内，影响血脂水准。最近美国心、肺及血液研究所给美国人推荐冠心病的饮食措施中，已限制精制糖的摄入量。

值得提出的是，红糖中含有铬和铁，因而对心血管患者来说，食红糖较精制白糖有利。

八、应当忌酒

据报道，嗜酒者的心血管疾病发病率竟高达 59%。嗜酒者比一般人的死亡率高 2~3 倍以上，其中 30%~50%的人死于心血管疾病。

九、必须戒烟

吸烟促进动脉粥样硬化发生的作用过程已有大量研究，认为与吸入一氧化碳、烟碱及其他有毒物质有关。

戒烟是防治心血管疾病不容忽视的重要措施之一。

十、少喝咖啡，适量饮茶

大量饮用咖啡和心脏病发作的关系，比吸烟更为密切。

适量饮茶对冠心病确有益处。

茶叶中含有的茶多酚，有增强血管柔韧性、弹性和渗透性的作用，可预防血管硬化。茶叶里的茶碱和少量咖啡碱，能兴奋精神，促进血液循环，减轻疲劳和利尿作用，同时也减轻动脉粥样硬化对肾脏的不良影响。

心肌梗死患者应避免喝凉茶，否则容易引起不堪设想的后果。

基因不同，对咖啡因的代谢存在差异。在咖啡因代谢较慢的人每天饮用咖啡的量达 4 杯以上，那么其心脏病发作的危险会相应增加 64%。

有心血管病的患者可适当减少或放弃饮用咖啡。不适宜喝咖啡的人群，主要有这几类：易上火，口干渴饮的热性体质者；孕妇和骨质疏松者；胃溃疡患者；糖尿病患者；热性证候、中重度高血压病等心血管病患者。

第二节　冠心病膳食标准

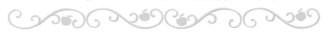

应严格遵守限制热量、控制体重、低盐低脂、高维生素的饮食原则。

一、摄取热量的标准

每日进食热量应根据轻、中、重三种体力劳动所消耗的热量来计算并摄入。体重超过标准体重者，应用减量膳食。

1. 允许摄入食物：谷类、豆类、蔬菜、水果、脱脂奶、鸡蛋蛋白、鱼、鸡、兔、小牛肉、野禽及瘦猪肉等。

2. 限制摄入食物：没去掉脂肪的牛羊肉、火腿、贝类、蛋黄。

3. 禁止摄入食物：肥猪肉、肥羊肉、鸭和鹅的肥肉、剁碎的肥肉馅、动物的肝、肾、脑、鱼卵、小虾、奶油冰淇淋、巧克力、奶油、腊肠、皮蛋等。

二、一日食谱举例

冠心病患者的一日三餐应根据营养成分和热量认真安排，如下面分别为中餐和西餐两种食谱的例子：

（一）中餐

1. 早餐：豆浆 200 毫升、蒸饼 50 克、煮熟黄豆 50 克。

2. 午餐：馒头 100 克、稀饭 50 克；瘦猪肉 25 克、炒柿子椒 100 克；瘦猪肉 25 克、炒豆角 100 克。

3. 晚餐：米饭 150 克；小白菜 100 克、豆腐 50 克、粉条 10 克；鲤鱼 20 克；马铃薯丝 100 克。

全日烹调用油 12 克。

以上膳食供给蛋白质 67 克、脂肪 38 克、碳水化合物 38 克、热量 1842 千卡。粗纤维 6 克、钙 698 克、铁 22 毫克、胡萝卜素 4 毫克、维生素 B_1 1.35 毫克、维生素 B_2 0.55 毫克、维生素 B_5 10.2 毫克、维生素 C 178 毫克，胆固醇 55 毫克。

蛋白热比为 14%，脂肪热比为 19%，碳水化合物热比为 67%，饱和脂肪热比为 4%，P/S 为 1.9。

热量较轻体力劳动者供给量标准低 800 千卡。

（二）西餐

1. 早餐：面包 80 克、草莓酱 20 克、奶酪 30 克、西红柿 60 克、牛奶 180 克。

2. 午餐：米饭（精白米）100 克、法式黄油炸鱼（鱼 80 克、面粉 7 克、油 5 克、柠檬 10 克、芹菜 1 克）、马铃薯色拉（马铃薯 80 克、胡萝卜 10 克、黄瓜 10 克、葡萄干 5 克、色拉调料 5 克）、果汁 30 克。

3. 晚餐：米饭（精白米 100 克）、清汤（米麸 3 克、葱 5 克、调味料 0.8 克）、什锦豆腐（鸡蛋 50 克、鸡肉馅 20 克、胡萝卜 10 克、芸豆 3 克、鱼露 10 克、砂糖 5 克、淀粉 4 克）、糖茄子（茄子 70 克、砂糖 5 克）、水果（西瓜 100 克）。

此膳食热量为 1776 千卡。蛋白质 61 克、脂质 48.5 克、碳水化合物 265 克。摄入量 1643 克。

营养热比：蛋白质热比 14.1%、脂质热比 25.1%、碳水化合物热比 60.8%、动物性蛋白质比 56.2%。

第三节　适合于冠心病的菜肴

1. 鸡肉白菜：

用料：白菜 150 克、鸡肉 100 克、料酒 3 克、花椒 5 粒、味精少许、精盐 2 克。

制法：白菜洗净，切成条段待用。把鸡肉洗净切成小块，下锅煮沸后将汤倒掉，换清水后加入料酒、花椒，文火炖至八、九成熟后，加入白菜继续炖至白菜熟。加入味精，少量食盐调匀即可。

2. 红黄两样：

用料：西红柿 150 克、马铃薯 100 克、酱油 10 克、植物油 10 克、姜 3 克、葱 3 克、精盐 3 克、味精 0.5 克。

制法：先将西红柿洗净切成片，马铃薯洗净去皮切成片，葱、姜剁成末，用热油煸炒葱姜末，待香味出后下西红柿略翻炒，再下马铃薯炒至熟时，加入盐和佐料即可。

第四节　治疗膳食举例

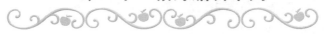

一、具有降血脂的食品

1. 生姜：含树脂，可以抑制人体对胆固醇的吸收，增加胆固醇从粪中排泄。

2. 蘑菇：含有多种糖类成分和多种大量维生素，可降低血脂。

3. 大豆：具有丰富的植物蛋白，增加胆固醇的排泄，降低胆固醇。

4. 洋葱和大蒜：具有降血脂，降血压和防治动脉粥样硬化的作用。

5. 甲鱼：具有滋补养阴和降低胆固醇的作用。

6. 脱脂牛奶：含有大量钙质，可减少胆固醇的吸收。

7. 燕麦：含 B 族维生素，卵磷脂等具有降低胆固醇和甘油三酯的作用。

8. 山楂：含山楂酸、柠檬酸，具有扩张血管降低胆固醇的作用。

此外，茶叶、玉米油、海参、木耳、优酪乳、海藻、豆类、葵花子油、蜂蜜、蜂王浆、大枣、芹菜等也有不同的降血脂作用。

二、治疗膳食举例

1. 芹菜炒香菇：

用料：芹菜 400 克、香菇（水发）50 克、食盐、醋、干淀粉、酱油、味精、菜油各适量。

2. 陈皮兔：

用料：净兔肉 20 克、菜油 100 克、盐 2 克、酱油 10 克、陈皮 5 克、料酒 10 克、鲜汤 60 克、醋 3 克、干辣椒 10 克、姜片 6 克、白糖 10 克、花椒 6 克、味精 1 克、葱段 6 克、麻油 6 克。

3. 何首乌煨鸡：

用料：制首乌 30 克，母鸡 1 只，食盐、生姜、料酒适量。

4. 薤白粥：

用料：薤白 30 克、糯米 60 克、猪肉末 30 克、精盐 3 克、植物油 15 克、味精 1 克、胡椒粉 1 克、清水 1000 毫升。

5. 猪肉炒洋葱：

用料：洋葱 150 克、瘦猪肉 50 克、酱油少许、植物油适量、食盐适量、味精少许。

6. 兔肉紫菜豆腐汤：

用料：兔肉 60 克、紫菜 30 克、豆腐 50 克、黄酒适量、细盐适量、淀粉适量、葱花适量。

7. 蜜饯山楂：

用料：生山楂 500 克、蜂蜜 500 克。

8. 鲤鱼山楂鸡蛋汤：

用料：鲤鱼一条、山楂片 25 克、蛋 1 个、面粉 150 克、料酒适量、葱段少许、姜片少许、精盐适量、白糖适量。

9. 山楂软糖：

用料：生山楂 500 克、白砂糖 500 克。

10. 开元寿面：

用料：白面条 500 克、黄豆芽 250 克、黄花 15 克、芹菜 6 克、香菇 30 克、嫩姜 3 克、菜油 75 克、味精 5 克、酱油 15 克。

13. 决明烧茄子：

用料：草决明 30 克、茄子 500 克、豆油 250 克、大葱少许、植物油少许。

14. 绿豆萝卜灌藕：

用料：大藕四节、绿豆 200 克、胡萝卜 125 克、白糖适量。

三、降血脂饮料

1. 楂核桃茶：

用料：（大份）家庭制作按比例减少用量。胡桃仁 150 克、白砂糖 200 克、山楂 50 克（打碎）。

2. 双花饮：

用料：（大份）家庭制作按比例减少用量。金银花 500 克、菊花 500 克、山楂 500 克、精制蜜 5000 克。

3. 芹菜苹果汁：

用料：芹菜 300 克、苹果 400 克、胡椒少许、食盐适量。

4. 双叶茶：

用料：荷叶适量、山楂叶适量。

5. 菊楂决明饮：

用料：菊花 3 克、生山楂 15 克、草决明 15 克。

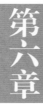

第六章

冠心病的体育锻炼疗法

大量调查资料证实，脑力劳动者冠心病的发病率高，且比体力劳动者出现心肌梗死要早。经常进行适当体力锻炼，不仅心肌梗死发病率降低，而且更重要的是，在心肌梗死 48 小时内的死亡率也较低。

第一节　冠心病患者进行体育锻炼的注意事项

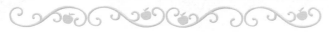

一、明确体育锻炼对于疾病的治疗有一定的疗效

锻炼身体每一位患者在进行锻炼前，应明确体育锻炼的意义和目的，端正态度，并以愉快的心情积极参加，达到增强体质和治疗的目的。

二、体育锻炼应掌握循序渐进及持之以恒的原则

身体的适应性改变，要在一定强度的刺激下才能产生。过弱的刺激，即运动量过小起不了锻炼作用。过强的刺激，即超过身体的耐受能力，只能起到破坏身体的作用。所以每个患者，应基于体能的状况，制定体育锻炼计划，逐步地增加运动量。同时，必须持之以恒，反复多次地加强锻炼，才能达到锻炼的效果。

三、全面锻炼

身体对内外环境的适应是以一个统一的整体来实现的。身体内各器官系统活动是互相联系、互相制约、互相影响、互相促进的。所以，体育锻炼必须注意全身的全面锻炼，才能达到锻炼的目的。

避免喝浓茶咖啡等 2 小时内锻炼，也不应在运动后 1 小时内进餐或喝浓饮。

大运动量锻炼时，不应穿着太厚，以免影响散热，增加身体消耗及心率。运动后不要立即用热水洗澡。应在运动后休息至少

15 分钟以上，控制水温在 40℃以下。过于高温及严寒时期应减少运动量。

四、锻炼的时间应选择适当

锻炼时间的选择可以根据各人的习惯，一般在清晨或上午进行。也可以根据病情变化选择时间安排。如若做体操的话，心绞痛常在早晨发作者，最好在下午做操；常在饭后发作者，最好在餐前进行，或餐后 2~3 小时再做。夜间发作者，最好在睡前半小时左右轻松散步，这对防止夜间发作有一定的帮助。

五、要严格控制运动量

根据患者自身的症状、心肺功能情况，确定适当的活动量，一般说来，运动量的大小，以不引起心绞痛或心前区不适或极度疲劳为佳。

运动过量会在运动中或运动后即刻出现：心绞痛、心律不整频发、异常的心跳过速和心跳过缓、面色苍白、发绀、气短历时 10 分钟以上。

在运动后继发：不易恢复的疲倦、严重的失眠、持续性心跳过速。

若患者在运动时或运动后出现以上症状，说明运动过度，应根据运动情况和自己的身体状况，随时调整运动量。

冠心病患者病情轻，无自觉症状，进行适当的运动锻炼是有益处的。但在有些情况下则不宜进行，如果勉强进行就会增加冠心病的发作，加重病情。

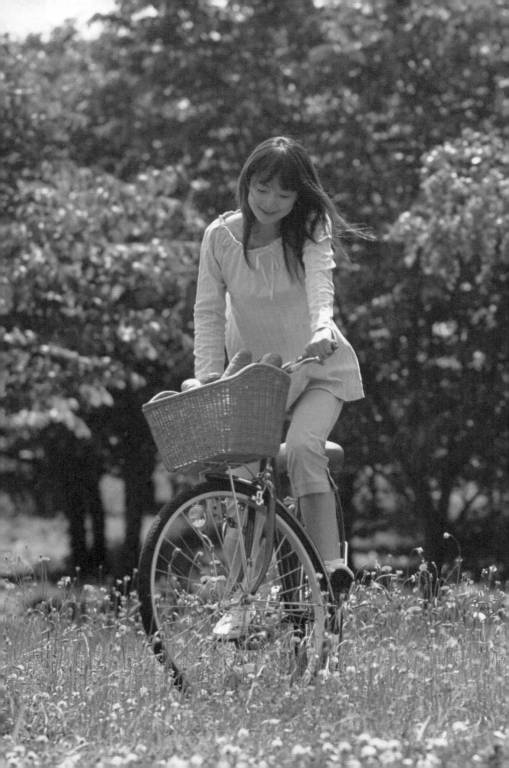

六、有以下情况的患者不宜进行体育锻炼

1. 发生急性心肌梗死 6 个月以内暂不进行，必须经过医生检查，确定病情稳定后才可考虑。

2. 在休息时也有心绞痛发作的，或近 1 周内发生过心绞痛的，应经过适当治疗，病情稳定，且无心电图改变的才可考虑。

3. 如轻微活动就心慌、气喘，或有尿少、水肿等心功能不全症状的，运动后加重病情。

4. 有严重心律不齐的，如有频繁的早搏出现或每分钟多于 5 次以上，或运动后早搏次数增多，或严重的窦性心跳过缓，特别是运动后心率次数不能随着体力活动增加而增快的患者应立即到医院诊治。

第二节　体育锻炼项目

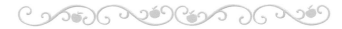

一、散步

散步即每天在平地散步 300~1000 米。这是一种有氧训练，主要加强有氧代谢过程，对心血管和呼吸系统有良好的作用。

（一）散步的时间：宜在睡前和早晨

心绞痛患者一天之中最容易发生心肌梗死的时间是睡眠时，其次是早晨，而在睡前和早晨散步，能够防止心肌梗死的发作。

（二）散步的地点

应在室外选择适宜步行的空气清新、环境优美的区域。

散步时要划定行走路线、测定路程的长度、休息的适当位置，以便掌握活动量和指标。

（三）步行的持续时间

散步的持续时间应根据患者的病情及体质不同而定，但最短不少于 15 分钟，最长不宜超过 1 小时，一般以 20~30 分钟为宜。

（四）步行的速度

因人而异。中等速度为步速每分钟 110~140 步，每小时 3000~5000 米。快速步行每分钟 120~150 步，每小时 5500~6000 米。一般采取中等速度为宜。

（五）步行的间歇

在步行中间应根据体力适当休息 1~2 次，每次 3~5 分钟。以后可逐渐增加步行速度和持续时间，直至达每小时 3000~5000 米的速度。步行 30 分钟可休息 5 分钟，每日 2 次，持之以恒。

（六）注意事项

患者在散步前、散步运动完毕即刻、3 分钟、5 分钟，各测脉率一次，并做记录，作为研究运动量时的参考。

（七）步行路线及方向举例

第一条路线：平路往返 1600 米。先用 15 分钟走 800 米，休息 3 分钟；回程再用 15 分钟走完 800 米。

第二条路线：平路往返 2000 米。先用 18 分钟走完 1000 米，休息 3~5 分钟；回程再用 18 分钟走完 1000 米。

二、跑步运动

跑步与步行不同的是，每一步有一刹那两足同时离开地面，身体向上弹跳，下肢负荷大，速度快，运动量亦显然大于步行。

慢速的较长距离的跑步，能显著地增加肺通气量和氧气吸入量，使有氧代谢等明显改善，同时能改善心功能，增强心脏对运动负荷的适应能力，因而可防治冠心病。

虽然慢跑容易取得锻炼效果，但由于体力消耗量较大，所以对老年人或体质较差无运动基础者，不宜贸然从事，以免发生意外。具体训练方法可参照上述的爬坡步行，根据个人的情况制订方案。

三、骑自行车

行车的距离和速度可根据个人的病况和体质选定。具体锻炼方法可参考步行锻炼加倍进行。

目前在一些健身房内，设有功率自行车，其特别是两下肢配合运动，有一定的惯性，可根据各人的体质情况调整不同的阻力。不仅对下肢肌肉是一种力量性训练，对心血管系统也是一种耐力性有氧训练。锻炼方法可采用间歇运动逐步增量法，即每运动3分钟后，就地休息3分钟，运动量应根据体力情况而制定。开始可定为每分钟150~300米，每次增加150米，到达预期心率后，再维持4~6次，结束运动前将运动量调小。运动前应注意调整车座车把，防止两臂紧张用力。

四、游泳运动

身体在水中消耗的能量比一般卧位时多6~8倍，所以游泳能提高全身的新陈代谢。但对心血管系统有较大的体力负荷，所以一定要根据自己的病情程度和体质状况量力而行。体力较好的，而且原来会游泳者，在医生的同意下可以长期坚持从事这项锻炼。切忌冬泳，寒冷会诱发心绞痛和心肌梗死。

五、冠心病防治操

冠心病防治操适合于冠心病患者学习，一般来说运动量不大，但在心绞痛发作很频繁时也应适当控制，做操的时间可以安排在清晨或傍晚。

（一）健心操

原地踏步（四个八拍）

第一：站桩（自然腹式呼吸运动，四个八拍）

预备姿势：自然站立，两脚分开如肩宽，两臂自然下垂，头部垂直保持轻松，下颌略内含，两足趾如钩，紧抓地面，如落地生根。排除杂念，精神集中，想着脐部。

动作：吸气时，腹部波形自然向外，肛门肌收缩。呼气时，腹部波形自然向内，肛门肌放松。这样一呼一吸为一次，连呼吸四个八拍。此为自然腹式呼吸法。呼吸力求自然、轻柔、缓慢，用鼻呼鼻吸或鼻吸口呼。

第二：平举运动（四个八拍）

预备姿势：自然站立，两脚分开如肩宽，两臂侧平举，掌心略向前上方，想着脐部。

动作：呼气时，一臂随体侧屈而慢慢下降，另一臂慢慢相应抬高，两臂始终保持 180 度（一字形）倾斜直线，头顶到尾骨部尽量保持自然正直位置。回复到预备姿势，同时自然吸气。如此反复进行。

第三：体外心脏按摩运动（四个八拍）

预备姿势：两手掌心擦热，左臂垂肩沉肘，斜向下垂与腋线约呈 45 度角，中指微用力。

动作：右手掌心置左胸心交区，主要以鱼际部着力，循内、上、下、外、下线路，在心脏区域呈顺时针方向轻柔缓慢地环形按摩（切勿做逆时针方向按摩）。按摩一圈为一次，周而复始，速度宜慢。1分钟按摩20~30次，连续按摩32次，可重复进行四个八拍。

第四：整律运动（握拳运动，四个八拍）

预备姿势：正身直立，两脚分开如肩宽，两臂自然下垂。

动作：

1. 向前平举，掌心向下。呼气时，两手紧握拳，中指尖叩紧劳宫穴，拇指外包。呼气时手掌放开。共握8次，即第一个八拍。

2. 侧平举，掌心向下，进行握拳运动。动作相同，进行第二个八拍。

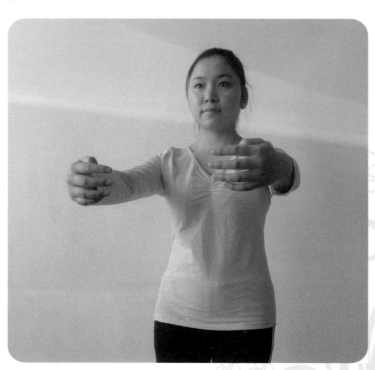

3. 上举，掌心相对，行握拳运动，拇指内包，其余四指指头紧贴手掌。其余动作同一，进行第三个八拍。两臂下垂，掌心向内，行握拳运动。动作同三，进行四个八拍。

上述运动共进行四个八拍。心律不齐患者亦可重复进行四个八拍。握拳运动的速度以每分钟 30 次为宜。心率过速患者握拳速度可减少到每分钟 10 次左右；心率过缓患者每分钟可增加10次左右。握拳宜紧，放开时五指舒展放松但中指微用力，动作要均匀。

第五：扩胸运动（四个八拍）

预备姿势：两脚分开如肩宽，双臂肘关节自然向前弯屈在胸前交叉。左手在上，右手在下，掌心斜向下，五指自然张开，中指微用力。

动作：呼气时，肘关节逐渐向两侧用缠丝劲慢慢拉回到预备

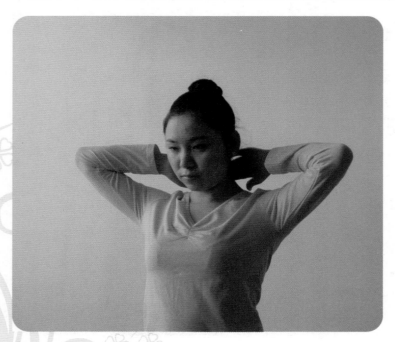

姿势，掌心斜向下，如此反复进行。

上述动作共进行四个八拍，即 32 次，最好面对初升的太阳做操。有胸闷、肩背痛者可再做四个八拍。

(二) 发作期医疗操

本操可在冠心病症状明显发作期间在床上进行。随病情好转亦可在医护人员指导下，取坐式或站式进行。

第一：擦面

动作：两手掌擦面，由前额经鼻两侧往下擦至下颌部，再向上擦，一上一下为 1 次，擦 32 次。

第二：叩齿、舌轮转、吞津

动作：

1. 叩齿：精神集中，上上排牙齿互相轻叩 32 次，不可过分用力相碰。

2. 舌轮转：口轻闭，用舌尖在口腔内齿槽外面向左轮转 18 次，然后向右轮转 16 次，使津液满口。

3. 吞津：行自然腹式呼吸法 10 次，然后将口内津液在呼气完毕时分 3 次咽下。

第三：卧床腹式呼吸运动

动作：仰卧或右侧卧位，目露一线之光，排除杂念，想着脐部，做自然柔和的腹式呼吸，口微闭，取静呼吸法，即意念想着呼吸在腹部发动，仿佛以腹部来带动鼻子呼吸。吸气与呼气时间大致相同，可呼吸 32 次，亦可多做。

第四：加强吸气呼吸法

站立，两臂自然下垂，两脚分开如肩宽，目平视，全身放松，排除杂念，想着脐部。作加强吸气法的自然腹式呼吸，鼻吸鼻呼，亦可鼻吸口呼。每次呼吸时，吸气稍延长，吸气与呼气的时间比例最初为 3:2，以后逐渐增至 2:1。呼吸气的出入尽量做到如同鸿毛放在鼻孔前也不会吹动那样轻柔。用口呼气时须上下齿轻靠拢，口微闭。

加强吸气须在自然的基础上循序渐进进行，以自觉舒适为度，吸气不宜过深、过长，切不可硬练和憋气。每次可呼吸 32 次，根据体力可酌情多做。

本节只适宜于体力条件允许起床站立的患者。对体弱须卧床休息的发作期患者，则可取坐式或卧式。

第五：加强呼气呼吸法

预备姿势同上。要领是加强呼气的自然腹式呼吸。鼻吸鼻呼，亦可鼻吸口呼。吸气时头微抬起 15 度，呼气时头微低 15 度。每次呼吸时，呼气稍延长，吸气与呼气的时间比例最初为 2:3，逐渐过渡到 1:2。呼吸要力求静、细柔、缓。呼气的加强要在自然基础上者。切忌作过深过长的呼气，也不要硬练和憋气。每次可呼吸 32 次，亦可酌情多做。不能起床站立者，可取坐式或卧式。

六、气功

气功锻炼时，透过入静、放松和一定的呼吸方法，对人体的许多系统和器官产生有益的调整作用。

气功治疗后可使冠心病患者心脏指数增加，在不增加心肌耗氧量的情况下增加心脏功能。透过气功锻炼，能使动脉顺应性改善，弹性增强，左心收缩间期各项指标在气功锻炼或治疗后，也有所改善。气功治疗后，动、静脉氧差明显增加，提示周围组织对氧摄取增加，这对增进机能康复颇有帮助。

对于冠心病患者练功的总体要求是：放松、入静、意守丹田。

以下分述之：

（一）放松

　　不论采取卧式、坐式或站式，摆好姿势后，即应使情绪安定下来，然后分三条线依次放松各个部位。

　　第一条线（头部二侧）：头部二侧→颈部二侧→二肩→二上臂→二肘关节→二前臂→二腕关节→二手背→十个手指。然后意守中指端1~2分钟。

　　第二条线（前面）：面部→前颈部→胸部→腹部→二大腿→二膝关节→二小腿→二脚背→十个脚趾。然后意守大拇趾端1~2分钟。

　　第三条线（后面）：后脑部→后颈部→背部→腰部→二大腿后面→二腘窝→二脚跟→二足底。然后意守足底涌泉穴3~5分钟。

　　按照上述线路，先把注意力集中一个部位，然后默念："松"，使该部位放松，接着注意下一个部位，再默念："松"，如此循序

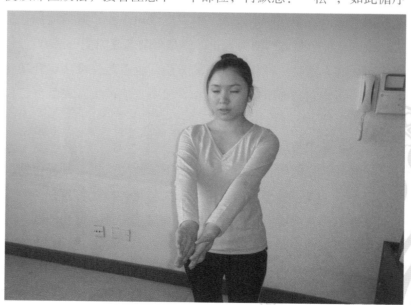

而下。先从每一条线开始，依次为第二条线、第三条线。每放松三条线为一个循环，接着意守脐中，静养 3~4 分钟。每练一次功，可以放松 2~3 个循环。需时约半小时。每次放松几个循环，需时多久，仍需视个人的具体情况而定，初练时可少些。

(二) 入静

练功入静，即是减少杂念，使思维活动力低下，对外界刺激的感应减弱。

怎样才能入静？下面介绍一些帮助入静的方法作为参考。

1. 事来不想和因事想事：

练功之际，凡是不需要的念头，或是超出指定范围之外的念头，统统叫做杂念。

事来不想：当杂念产生以后，用意识阻止它，不再继续想下去。甲念来临即排除甲念，乙念又起再排除乙念。这是一种硬性排除的方法，部分人可以接受，而另一部分人则不适宜。

因事想事：杂念产生以后，可以继续想下去，概括地把它想完，直到这种杂念自然消失为止；或是当杂念逐渐变得淡漠以后，再去阻止它。这是一种软性排除的方法，也就是先设法避开杂念的高潮，不与它当面阻挡，让其在发展中自然消失，或是待机排除它，用这种方法比较稳妥。

2. 目视鼻尖与足尖：

眼睛在轻松的闭合状态下，还留下一线之光，与外界保持一定的联系。如模模糊糊地可以看见鼻尖与足尖。这种目视鼻尖与足尖，并不是用力看和紧盯着看，而是模模糊糊，似视非视，见而不见。目视鼻尖一法，可以使思想专一，稳定心神，有助于练功入静，如果运用得法，则有补益。因此法不易掌握，临床应用较少。目视足尖的方法比较容易一些，适应范围也比较广泛，此

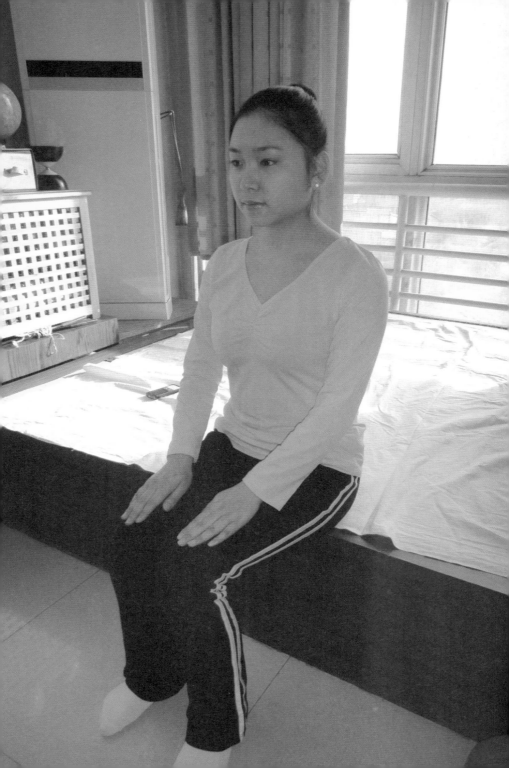

法不仅有助于入静，也有助于气血下行，适用于仰卧式与垂腿坐式，因为在这种姿势下进行目视，不用低头。

3. 舌动：

随着呼吸的节奏，舌尖做上下活动。吸气时舌尖轻抵上腭或下腭，呼气时恢复原状。舌动一法，可以使部分患者精神集中、思念专一、杂念减少。

4. 默念：

默念也叫做意念，只有念字的内心活动，并不读出声音来。默念是一种较为有效的入静方法，它可以通过以下两个因素来完成入静。

精神暗示：心理上的概念，可以使大脑皮层处于具有现实性的活动状态，出现类似真实情况下的反应。比如，心理上想着皮肤温热的感觉，大脑皮层则出现温热刺激的反应，在多次锻炼下，就有可能出现皮肤温热的感觉和体温升高的感觉，假若精神上存在着轻松、软绵、飘浮、困倦、睡意与沉静等概念时，大脑皮层就可以向抑制的方向发展，使躯体松弛、心情稳定、杂念减少和思维力低下。

集中意识：默念可以用文字做基础，也可以用数字做基础，如1、2、3、4、5……无论是默念文字或数字，都有集中意识、收敛思维和排除杂念的作用。

5. 数息、听息与意息：

数息、听息与意息，都是集中意识的方法，依赖意识的集中，来减少杂念，达到入静。

数息，乃是默数呼吸的次数，数吸气或数呼气均可，但多用数呼气法。呼一次数一次，一直数下去，完成入静为止，也可以数到一定的次数之后，反回来再从头数起。

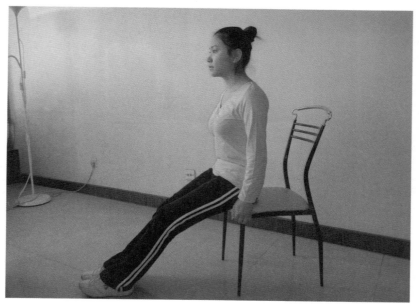

听息，乃是静听呼气的声音。

意息，乃是意识着把气呼到下肢以远达任何距离的空间去。如相当于足部的空间，或是足部方向以远几米、几十米或几百米的空间。意息只是一种精神概念，不要用力真呼，呼到与否，不用去管它。

6. 内视：

也叫幻视。练功之际，如果心情稳静不下来，可以选择一种自然景象，作为内视的内容，如花草、海洋、美山胜景，内视可以使精神专一到幻景这方面来，杂念大大减少，促进入静。

7. 内听：

内听乃是精神上回忆一种声音。音响的性质要柔和与自然，听之悦耳。音响的位置也不要高，虚设在腰部以远的空间。内听与内视切忌用意偏强，而是一种轻微的概念，模模糊糊，似有似无，似假似真。

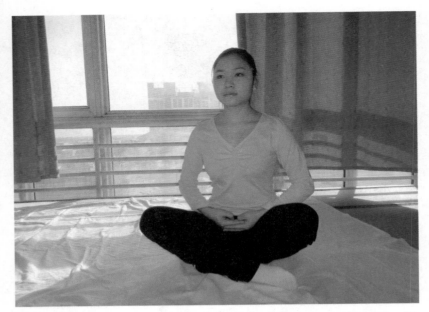

除此之外，还可以选用音响刺激、言语刺激、视景刺激、滑热刺激、滑动摩擦及手动动作等来帮助入静。

8. 意守丹田：

丹田，中国医学大辞典记载，为男子之精室，女子胞宫之所在，可为修炼内丹之地。

意守丹田，使意识集中于腹部区域，再配合默念等方法，更能加速入静。意守时要不即不离。所谓不即，即不可强硬地守。如用力地守，容易上火，易出偏差。所谓不离，即意念不可离开丹田部位，离开了丹田，心意将失散，会不起作用。最好是似守似不守，切忌用力量去守。

七、太极拳

太极拳要求呼吸深长柔和自然，气沉丹田，是横膈运动与腹肌运动相结合的规律性均匀呼吸运动。它可以改善血液循环，使冠状动脉反射性扩张，加强氧化和还原作用，增加心肌营养，预防和康复冠心病。

太极拳的流派很多，各有特点，架式也有新、老之别。但无论那种拳式，均要求松静自然，姿势正确，动作协调，气沉丹田，掌握了其要点，可以学 1~2 种拳式，坚持锻炼。

八、太极功

太极功即是太极拳与气功融为一体的锻炼方法，它具备了太极拳和气功两者的特点和作用。在操作方法上，可选择自己喜欢的或熟悉的太极拳动作，也可选择太极拳中比较简单的动作如起势、云手、揽雀尾等。要求运动柔和、圆活和连贯。动作幅度可大可小，持续时间可长可短。要配合自然呼吸，呼吸次数和快慢，随动作任其自然，全身肌肉尽量放松，两眼微闭，做到似视非视，视而不见，听而不闻，意守丹田。在练习前，可以先进行自己熟知的气功锻炼 3~5 分钟，然后再练太极功，也可在有节律的轻松柔和优美的音乐伴奏下练功。

第三节　急性心肌梗死后患者的康复锻炼

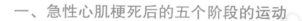

一、急性心肌梗死后的五个阶段的运动

第一阶段：危重期，为心肌梗死后第 1~3 日内，此时，病情正处于高危急重状态，极易出现各种并发症，甚至发生心力衰竭、心源性休克，严重心律不齐而死亡。所以此时应绝对卧床，停止一切活动，包括洗脸、自行进餐等所有的活动均需护理人员帮助

进行。

第二阶段：急性期，心肌梗死后第 3~5 日内，为早期恢复阶段，此期病情仍不稳定。对于无并发症、无胸痛、病情稳定的患者可以试着进行轻微活动，如自行喝水进餐，活动肢体等。但若有并发症或病情尚不稳定者，仍需严格卧床休息。

第三阶段：稳定期，其余住院时间。此时病情趋于稳定，一般由加护病房转入普通病房，此阶段体力活动相应增多，在医生的指导下，逐步增加坐椅子、肢体活动、下床等，并可到走廊走动。若病情允许，还可增加练习下楼，但仍应禁止负重练习。

第四阶段：恢复期，心肌梗死后第 3~8 周，一般已经出院回到家里，此阶段在家可以进行生活自行料理，做些家务劳动，如洗餐具、擦桌子或读书写字，及轻松的文娱活动，但应避免费力的家务劳动及体育活动。

第五阶段：复原——维持期，在心肌梗死第 8 周以后，可以进行系统的康复锻炼，如散步，做操、气功、太极拳等，但在运动前应征得医生的意见，并根据运动试验结果掌握好运动量。

运动量应由三点来得到控制：

（1）活动的强度应以不引起心绞痛为标准。

（2）活动的强度应保持在极限运动量的 80% 以下。

（3）根据心电图监测，以不引起心肌缺血为标准。

二、急性心肌梗死康复医疗程序

急性心肌梗死康复医疗程序如下表：

运动

（一）

1. 被运运动：肩肘屈伸、髋膝屈伸，每日 5 回，每天 4 次。

2. 教患者自己转动脚踝，每 2 小时 1 次。

（二）

1. 在他人帮助下，患者做肩肘屈伸和髋膝屈伸活动，每次 5 回，每天 4 次。

2. 鼓励患者自己做脚踝转动。

（三）

1. 让患者卧床自行活动四肢，活动部位同以上两项。

2. 同以上两项第 2 条。

（四）

1. 同（三）第 1 条。

2. 加强所有的肌肉，每天 2 个动作，每天 2 次或 4 次。根据患者的负荷力，同时做 1、2 或 4 个肢体的肌肉活动。

（五）

1. 以中等的阻力在 45 度倾斜的床上，做肩肘屈伸和髋膝屈伸活动，每次 5 回，每天 4 次。

把手放在肩上，转动肘关节，每次 5 回，每天 4 次。

2. 让患者做脚旋转活动。

（六）

在床边坐着：

1. 用力活动上肢，每次 5 回，每日 4 次。

2. 用力屈伸膝；其余同（五）。

（七）

1. 站立准备运动，两臂伸直绕大圈 5 次。

2. 在人扶持下，在病房走廊步行 20 米，并用同样速度在人扶持下走回病房。

（八）

1. 准备运动：

侧体运动，每侧 5 次。

转体运动，每侧 5 次（右手对着左膝，左手对着右膝）。

2. 在病房走廊步行 30 米。

（九）

1. 准备运动：

侧体运动，每侧 10 次。

把手放在髋部，轻轻弯屈膝关节 10 次，脚跟不要离开地面。

2. 增加步行距离，下一层楼，然后乘电梯上楼。

（十）

1. 准备运动：

负重 0.5 千克，侧体运动，每侧 10 次。

靠墙抬大腿，每侧 5 次

2. 下一层楼，然后乘电梯上楼。

（十一）

1. 准备运动：

负重 0.5 千克，侧体运动，每侧 10 次。

靠墙抬大腿，每侧 5 次。

负重 0.5 千克，转体运动，每侧 10 次。

（十二）

1. 准备运动：

负重 0.5 千克，侧体运动，每侧 10 次。

靠墙抬大腿，每侧 10 次。

2. 下两层楼，休息片刻再乘电梯上楼。

（十三）

1.准备运动：

负重 1 千克，侧体运动，每侧 10 次。

负重 1 千克，转体运动，每侧 10 次。

坐在椅子上弯腰触摸脚趾 10 次。

2. 步行上一层楼，然后步行下来。

病房活动

（一）

1. 抬高床头架，以支撑躯干和上肢。自行进食。

2. 由护理人员进行床上擦浴，如可能，让患者自己洗脸和阴部、洗漱口腔。

3. 床边放便桶。

（二）

1. 在扶手椅内坐着休息 20 分钟，每日 2 次，但不要坐着进食。

2. 由护士在床上擦浴，让患者自己洗脸、刷牙漱口。

3. 抬高床头架，支撑躯干和手臂自行进食。

4. 床边放便桶。

5. 支撑住躯干和手臂，让患者阅读书报。

（三）

1. 坐在扶手椅内，自行进食。

2. 坐在扶手椅内，边休息边进食。

3. 由护士做部分床上浴，让患者洗上身的前面，刷牙、漱口。

4. 床边放便桶。

（四）

1. 同（三）2、3、4 条。

2. 把患者的躯干和上肢支撑适宜，让患者阅读书报。

（五）

1. 随意坐着。

2. 在扶持下，室内走动，每日 2 次。

3. 允许患者到洗澡间，有人帮助洗浴。

4. 或稍加帮助，患者做床上浴，自己刮胡子、梳头。

（六）

1. 可随意步行去洗澡间。

2. 在监护下，患者可坐着洗澡。

（七）

把患者的躯干和上肢支撑适宜，让患者阅读书报。

（八）

步行到休息室或休息大厅，每日 2 次，如果可能，则在休息室坐 5~10 分钟。

随意步行到候诊室。

（九）

可自己穿一次适宜上街的衣服。

三、心肌梗死患者锻炼过度的表现

心肌梗死患者在锻炼运动中或运动后出现心绞痛，心律不齐频发，心率过速或过缓，头晕、恶心、呕吐、苍白、发绀、气短等，运动继发长时间疲劳、严重失眠、因体液滞留所致的体重增加、持续心率增快等均应视为锻炼过度的表现。

第七章 冠心病的其他疗法

　　患者要配合治疗，得了冠心病后，要发挥患者的主观能动性配合治疗。已有客观根据证明：经防治本病后，其病情可以控制，病变可能部分消退，患者可维持一定的生活和工作能力。此外，长期采取防治措施，可以促使动脉侧枝循环的形成，使病情得到改善。

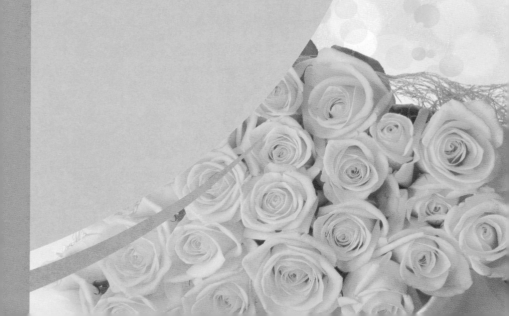

第一节 穴位按摩

一、灵墟、屋翳、天池、心俞穴按摩

左侧灵墟、屋翳、天池和心俞穴（由于手掌面积较大，实际涉及心区大部区域）。

操作方法：采用掌摩法、复合震颤手法，每分钟200圈左右，心前区三穴共按摩12分钟，背部心俞按摩4分钟。按摩中部分患者感到心前区发热，逐渐波及四肢和腰背。若按摩结束时，未出现热感传者，则酌情延长5~10分钟，每日按摩1~2次，20日为一疗程。

二、肺俞、心俞、膈俞、内关按摩

按揉肺俞、心俞、膈俞、内关（双侧），每穴揉100次，揉力以患者感到酸胀，且能耐受为标准。平推胸一至胸六棘突两侧膀胱经，以有热感为标准，必要时加热敷。

疗程：每周治疗3次（住院者可每日推拿1次），20次为一疗程。

三、灵道穴按摩

治疗前先记录心电图1次，然后按摩灵道穴压痛明显处，用拇指腹轻揉穴位1.5分钟，再重压按摩2分钟，最后以轻揉1.5分钟结束。每日按摩1次，15次为一疗程。定穴后做好标记，开始由医生操作，教会患者后可由患者自己操作。每周复诊1次，半月复查 1 次心电图，休息 3 天再继续进行第二疗程。一般四个疗程结束治疗。

四、胸穴指压疗法

胸穴指压疗法，是以手指按压胸部的穴位，运用经络、神经与内脏相关的理论而治疗疾病的一种方法。

（一）取穴

对于冠心病之心悸、心慌，选用锁上一配剑旁穴；锁上二配剑上穴。对于冠心病胸闷、气短者，选用主穴：胸肋八，配穴锁上一、锁上二穴。

（二）穴位

定位

1. 锁上一：胸锁关节处，锁骨内端的上缘。将手指按入胸骨上窝，压向锁骨端。

2. 锁上二：锁骨上缘中点向内一横指，于锁骨的内侧面。

3. 剑旁：剑突与肋弓交界处。向肋弓边缘挤压。

4. 剑上：胸骨剑突与胸骨体结合处。向上推压。

5. 胸肋八穴：第 2~5 胸肋关节的下角各一穴，双侧共 8 穴。手指按入肋间，向内上方抵压。

（三）操作方法

1. 滑动指压法：用较强的压力抵紧胸穴，以穴位处的结节或条索状物为中心，顺着肋骨下缘或骨的表面来回滑动手指，使患者有较强的触痛感。此法适用于重症、急症及胸穴不太敏感的患者。

2. 持续指压法：以中等强度的压力持续抵压胸穴，不滑动手指。适用于轻症、体弱及胸闷、过度敏感的患者。

根据临床观察，足够的指压强度还必须持续一定的时间，直至达到一定的刺激量时，才能克制病理性反应。一般每次指压 7~15 分钟。症状急而严重时，每日 2~3 次，必要时可连续治疗 2~3日。病程长而相对稳定时，每日 1~2 次，7 天为一疗程，休息 2~3天，再进行第二疗程。

（四）注意事项

指压胸穴多按主、配穴依次进行。为了尽快缓解患者痛苦，可用双手或两人对左右侧相应穴位或不同穴位同时按压。

准确的取穴、足够的指压强度和维持一定的指压时间是取得疗效的关键。

指压胸穴，应先轻后重，切忌用力太猛，以免因刺激过重使患者难以忍受而影响治疗。对老年人、体弱及胸穴特别敏感者，手法可适当放松。

第二节　耳压疗法

耳压疗法是一种在耳廓穴位上压贴药子的一种治疗方法。这一疗法是在患者耳廓的选定穴位上，用 0.25 平方厘米的胶布敷贴药子，经药子的机械压力来持续刺激耳穴。通过每一耳穴与人体相应经络的关系，促进和加强经络系统的功能，推动气血的运行，从而疏通经络，祛邪扶正，调整脏腑的功能，增强身体的抗病能力，进而达到治病防病的目的。耳压疗法的优点是经济易行、操作简便、不损伤耳廓组织、避免感染、刺激持久、疗效稳定、疼痛轻微、易于接受。

耳压疗法所用药子，多采用王不留行子，它是石竹科植物麦蓝的种子，色黑呈球形，如小米大小，质硬，表面较光滑，无须加工，选用时直径以 1.5 毫米大小为宜。若无王不留行子，也可用菜子、小米、粟子或玻璃子、铁子代替。但菜子、小米易受潮变软，失去弹性，压力不足，影响疗效。铁子则与胶布黏合力不强，出汗后易松动移位，若是脱落，坠入耳中难以取出。王不留行子遇汗水却粘贴更紧，不易脱落，故以王不留行子为宜。

一、操作方法

耳压时所用胶布，一般医用胶布即可。由于耳廓较小，且凹凸不平，故胶布不宜过大，以免将临近穴位盖住。如胶布大，易生空隙，影响压力，因此以 0.5 厘米见方为宜。按压胶布时宜用拇指一次着力，将胶布四面均紧扣，则药子压力强。如先压胶布一方用力不均，则胶布松，压力差。临用时将药子粘在胶布中间，贴在所取穴位即可。

另外，在操作时还需要镊子和探棒。镊子以医用薄光头的镊子为佳，探棒则凡是圆秃头的棒状物均可使用，一般可取有机玻璃、塑料磨制，也可以毛线针代替，或用牙刷柄磨制，以轻便为宜。

用探棒逐一在耳穴的相应部位探查反应点，选择压痛点取穴。打准穴位后，用镊子夹取黏附药子的小方块胶布，先将胶布的一角固定在穴位的一边，然后将药子对准穴位，用左手手指均匀地按压胶布，以平整为佳。同一个穴位，可在两耳轮换施压。

二、耳压疗法治疗冠心病取穴

1. 心、神门、额上或舌：以打开心经排痰通路，是治冠心病必取之穴组。

2. 心脏点、肘：凡心区不适、胸闷者取之，具有宽胸理气的作用。

3. 心、神门、交感、皮质下：烦躁不安者取之。具有调节神经中枢，扩张血管，增强脉搏的作用。

4. 心、主动脉（位置在耳背耳轮中段）、凡分泌：以疏通冠状动脉、蠲痹和血。

5. 心双面穴（耳廓心穴之正对面为耳背心穴。两面同压，力量大）、神门：凡冠心病心律不齐者取之。

6. 心、心募或心俞（前胸不适者取心募、心区疼痛反射至背部心俞部位者取心俞）：心募穴、俞穴轮压后加用膀胱经或督脉。

7. 心、小肠、直肠下段、肛门：引痰下行，使心经表里互通。

冠心病治疗过程中可有痰排出（比哮喘患者排痰慢），其从上咯出者，质如鸡蛋清或藕粉状，其从下排出者，大便溏稀、质黏，可见痰状黏液，排出后症状缓解。

第三节　微针疗法

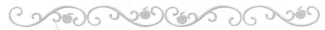

微针疗法是透过针刺全身各部微小的经络脏像系统缩形部位，用来治疗全身疾病的一种新疗法。它包括头针、耳针、鼻针、人中针、皮针、背俞针、手针、足针、腕踝针等。

以下主要介绍微针疗法冠心病的方法：

一、头针

额旁一线（胸腔区）在额中线外侧，直对内眦，属足太阳膀胱经。自眉冲穴沿经向下 3 厘米。主治冠心病心绞痛、胸部不适、阵发性室上性心动过速、气短以及支气管炎、失眠等。

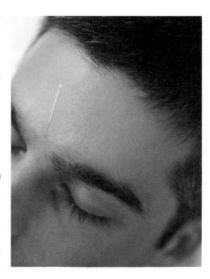

（一）操作方法

1. 进针：

用 1.5~2.5 厘米长，26~30 号粗针，快速进针，其过程分为以下两步。速刺法：即用一手拇、食指尖部捏住针体距针尖 2 厘米左右的部位，沿刺激区的方向，针尖对准进针点。手指尖距头皮 5~ 10 厘米，手腕背屈使针尖距进针点 10~20 厘米，然后手腕突然往腹侧屈曲，使针尖冲刺进头皮下或肌层均可，如此可减轻疼痛。快速推进：即在迅速刺入头皮下或肌层后，再沿刺激区，不捻转，快速将针推到一定深度，一般仅用 0.2 秒即可完成。

2. 行针：

可采用以下三种方法：

捻转法。

留针法。

埋针法。

3. 起针：

一手持棉球对准针孔附近，另一手的中指或无名指沿着针柄快速往下滑，然后拇指和食指（或拇指、食指、中指）捏住针柄快速往外拔出。

起针后约有 1/4 的头皮会出血，起针后 2~3 秒钟内，针眼有大头针或黄豆大出血点，仅用棉球压迫 2~4 秒即可止血；起针后 2~3 秒内，针眼出血超过黄豆大或成片状，少数可往其他部位流动，此种出血需用棉球压迫针眼 20~40 秒。有的人需长达 1 分钟左右才能止血。

（二）注意事项

1. 头部因长有头发，故必须严格消毒，以防感染。

2. 不捻转推进法对多数患者适用。但少数病例可因头皮较硬或针刺部位有疤痕等，不捻转不易推进，可选捻转推进法。

3. 捻转或不捻转推进法，在进推时，患者若有痛感或抵抗感，多由于针的角度不对，或刺得过深或过浅，使针尖达颅骨或头皮内。此时应停止推进，将针往后退，然后改变角度再推。

4. 用头针刺激性较强，刺激时间较长，因此医生须注意患者的表情，以防晕针。

5. 在急性心肌梗死、心力衰竭时，不宜立即采用头针疗法。

二、耳针

治疗冠心病患者，耳穴的诊断和选穴处方：

（一）触诊

以左耳心区为主。凹陷性水肿，水纹波动感，呈条索或条片状隆起，呈刺痛感。

（二）电测

心区、皮质下呈阳

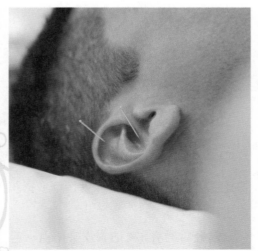

性反应。

（三）选穴

心、小肠、皮质下、交感、配胸、肝、心脏点。

（四）操作方法

1. 消毒：使用耳针，必须严格消毒针具和皮肤。耳穴皮肤的消毒先用 2% 碘酒消毒，再用 75% 酒精消毒并脱碘。

2. 治疗方法：

毫针刺法：应用毫针刺耳穴。进针时，医者用左手拇、食二指固定耳廓，中指托着针刺部的耳背，这样既可掌握针刺的深度，又可减轻针刺的疼痛。然后用右手拇指、食指、中指持针，在有压痕的耳穴或敏感处进针。起针时，左手托住耳背，右手起针，并用消毒干棉球压迫针眼，以免出血。

埋针：是将皮内针埋于耳穴内治疗疾病的一种方法。此法可起到持续刺激、巩固疗效或防止复发的功能。埋针处不宜淋温浸泡，夏季埋针时间不宜过长，以免感染；局部有胀痛还应及时检查。如果针眼处皮肤红肿有发炎或冻疮，则不宜埋针。

压子法：在耳穴表面贴敷小颗粒状药物的一种简易刺激方法。本法不仅能收到毫针、埋针同样的疗效，而且安全无痛、不良反应少、不易感染，刺激持续时间长，患者易接受。其操作方法，可参考耳穴疗法。

此外还有电针、温灸、刺血、耳穴药物注射、梅花针、耳穴贴膏、磁疗、光针、按摩等方法，可根据病情及家庭医疗条件选用。

三、腹针

腹针疗法，是针刺腹部穴位以治疗全身疾病的一种方法。对于冠心病胸痛、胸闷的患者，可选用胸骨下端 7~8 厘米之处进行针刺。

（一）操作方法

用 32 号 5 厘米的毫针，刺入腹部穴 3 厘米深左右，针下有沉紧感和针感传导为得气。留针 20 分钟，间隔 5 分钟行针 1 次。

（二）注意事项

腹腔中有消化系统和泌尿系统的器官较多，故针刺时应做好体检，尤其肝、脾肿大、胃下垂、膀胱充盈时，应避开脏器和大血管，以免出现意外。

四、手针

手针疗法是在手部的一些特定穴位上针刺，以治疗疾病的方法。治疗冠心病的心悸、心痛，可选用心穴，即掌面、中指第 2、3 节指骨间横纹中点。

手针应注意严格消毒，防止发生感染。

五、足针

足针是用针刺、艾灸或药物外敷足部一定区位，通过穴位、经络的传导，以调整脏腑和各部组织器官的功能、激发和调整体内的抗病能力，从而达到扶正祛邪治愈疾病的一种疗法。

足底之心穴（位于再生穴前 1.5 厘米，与再生穴对直）。有强心降压、安神之作用，针刺或艾灸本穴，可治疗心力衰竭、高血

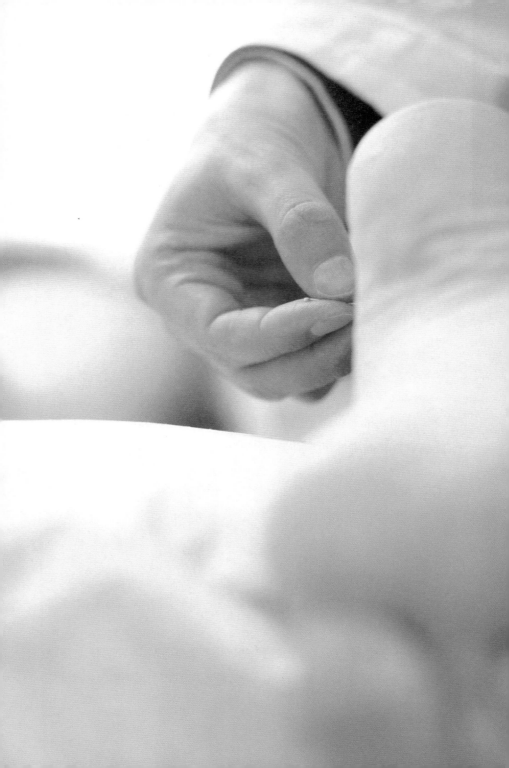

压病以及失眠、多梦等症状。

注意事项

1. 足针刺激较强，在针刺前应向患者说明，以防晕针。

2. 久病体虚或形体消瘦者，汗多、出血、月经期、贫血、低血压患者，须慎用或不用。

3. 消毒必须严格干净，防止发生感染。

六、脊针

脊针疗法是针刺夹脊穴以治疗全身疾病的一种方法。

脊针穴位均位于脊椎棘突下两旁，分布于颈椎、胸椎、腰椎和椎四段，其中胸椎 5~8（位于胸椎 5~8 棘突下旁开 1.5 厘米处），双侧共 8 个穴位，主治循环系统疾病，其症状如心悸、气短、胸闷、疼痛等。

注意事项

针刺胸椎穴位时，为了防止刺伤内脏和引起外伤性气胸，除严格掌握稍向椎体下方斜刺外，还要控制深度，得气后即行出针。

七、灸法

灸法是用艾条在人体特定的穴位进行熏炎，从而达到防病治病的目的。

灸法一般在家庭中可选用的两种：直接灸及间接灸。直接灸又分为化脓灸和发泡灸，前者对冠心病患者不适宜，故在此主要介绍发泡灸。

发泡灸之选穴除颜面及心前区外，全身各处均可选择。皮肤无须消毒，先使灸处的皮肤湿润便于艾炷附着。再将艾炷安放稳

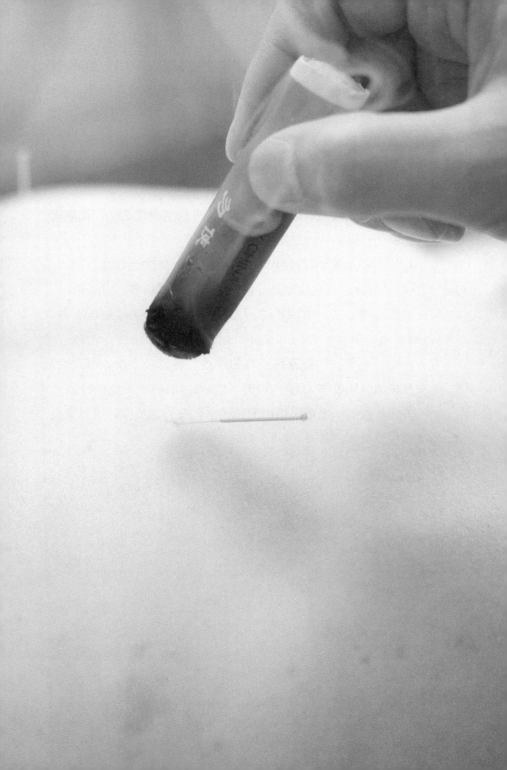

当，用香烟火点燃。当艾炷烧至将完时，即发出一响清脆的爆炸声，同时艾炷的余烬亦飞得很远。以后各壮不必湿润皮肤，同样施行。但壮数越多则爆炸声越小或全无。故一般大多 3~5 壮以内。灸后皮肤出现焦黄，稍后即出现小水泡。灸处无须敷料覆盖，小水泡任其自行破溃或吸收，也可涂一点龙胆紫。2~3 日后结痂脱落，不遗瘢痕。

另外，为了减轻直接灸的烧灼痛，可选用间接灸法，如隔姜、隔蒜、隔葱、隔附片以及隔盐等。

对于冠心动脉粥样硬化性心脏病来说，灸法治疗其心律不齐（窦性心动过速、部分房室传导阻滞）及心绞痛均有一定效果。

治疗心律不齐，多取手少阴心经及手厥阴心包经肘以下各穴（包括灵道、通里、神门、少冲、曲泽、间使、内关、大陵、劳宫、中冲）熏灸，均能取得较好的疗效。每日灸 2 次，可左右两侧交替轮用，连续 7 天为一疗程，休息 3~5 日后可继续治疗。

治疗心绞痛，也可采用以上所述诸穴及背部反应穴进行熏灸，均可收效。

第八章 冠心病的护理

护理工作对于疾病的康复是相当重要的。所谓"三分治，七分养"，冠心病也不例外，养的内容主要包括自我保健和护理。其保健、调养、护理的好坏，直接关系到疾病的发展和预后。因此，作为患者本人和家属，应当充分了解护理的重要性和它的具体做法。

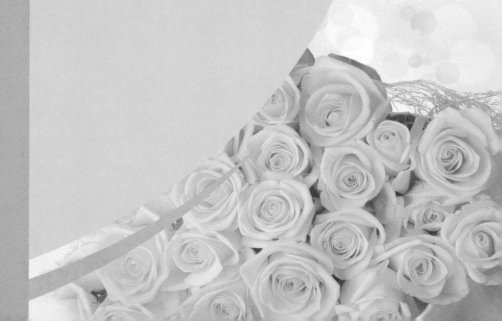

护理工作对于疾病的康复是相当重要的。所谓"三分治，七分养"，冠心病也不例外，养的内容主要包括自我保健和护理。其保健、调养、护理得好坏，直接关系到疾病的发展和预后。因此，作为患者本人和家属，应当充分了解护理的重要性和它的具体做法。

第一节　冠心病的环境护理

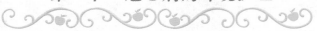

患者的休养不可少的是环境，环境的好坏直接影响着疾病的康复。

为使患者心情舒畅，早日康复，必须要有一个安静、舒适、整齐、清洁、美观、幽雅的休养环境。

注意室内墙壁的颜色对患者有直接的影响。具体色调可根据患者的喜好来定。

光线同样能影响到患者的病情变化。患者需要充足的阳光，它能使人心情舒畅，并可杀菌、净化空气。但应注意不能让阳光直接照射患者，过强的光线会刺目、耀眼，令人心情烦躁而不适，而室内阴暗又会使人郁闷、恐惧和忧虑，故应使室内的光线适度。

室内应保持空气清鲜，因为新鲜和清洁的空气，可使人感到精神爽快、轻松，利于肺部呼吸，以便气体交换，保持心脏充足的供氧，对于冠心病患者尤其重要。所以，室内应经常保持空气流通，开窗换气，净化空气。但要避免对流风直接吹患者，以免感冒发生。

空气流通的另一个作用为调节室内温度，一般以室温20℃及

60%的湿度为宜。所以在条件许可下，可装置恒温、空调设备，或空气湿化器等，为患者创造良好的休养环境。

轻音乐可使人轻松愉快，噪声给人以不良刺激，不同程度的音响可以引起人的不同心理反应。突然的强音响，更可使人震惊，特别是对冠心病患者，常可为心绞痛、心肌梗死的诱发因素。

第二节　冠心病的心理护理

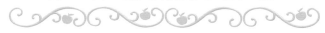

一、贤妻要体贴

根据冠心病患者的心理特点：性情急躁、易怒以及受长期病魔所扰而产生的忧虑、抑郁和丧失信心等不良心理状态，作为亲属，尤其是患者的妻子，对患者的心理护理起着重要的作用，应该做到关心体贴患者，经常和患者谈心，了解患者的痛痒所在，帮助患者正确对待疾病。

有人说得好："贤妻夫病少，好妻胜补药。"在夫妻双方，尤其中年夫妻，丈夫比妻子更容易患冠心病。妻子应注意丈夫身体变化，如精神状态、血压、饮食等，发现发病的征兆，要及时提醒丈夫，必要时应陪同前往检查。要督促丈夫改变生活不良习惯，如戒烟戒酒、节制饮食，以及适当运动等。妻子应成为丈夫追求成功的调节者，当丈夫沮丧时，要鼓励丈夫成功，当丈夫追求过于勤奋时，应起"减压阀"的作用，冲淡他追求能力很难达到的目标的想法。要保持营养充分均衡。妻子还应成为家庭欢乐的源泉。爱唠叨的妻子应改变自己。

二、晚辈要重视语言修养

生硬不当的言语可引起病情的加剧；温和、开导性的言语可以减轻病情。

有位名人说过："老年人的心与儿童的心是同样脆弱的。"一旦患了冠心病，会使精神上感到压抑，感叹"夕阳无限好，只是近黄昏"。所以对老年患者给予理解，宽容和体贴是非常必要的。

老年患者均有不同程度的脑萎缩，主要表现为记忆力不集中，感觉迟钝，视觉、听觉、味觉的敏感性降低。做晚辈的，无论从道德还是健康角度，都应尊重和理解老年患者，尽量与他们交谈、接触、和睦相处，多体贴他们，让患者身心愉悦，加快疾病康复。在与患者发生矛盾时，以让为主，冷静处理，切莫为一点小事对他们大动肝火、发脾气、恶化环境气氛，以避免发生不测。

第三节　冠心病的饮食护理

冠心病患者的膳食原则如前所述，患者家属应帮助患者遵守这些原则。

冠心病患者，由于病程较长，长期服药和精神抑郁，一般食欲均较差。因此，对饮食的要求更高。所以为了使患者摄入更多的营养物质，家属应该提高烹调技术，借以增进患者的食欲。

切忌吃得过饱。过多的食物摄入，消化不良，会增加心脏的负担。过多的食物进入胃肠道，全身血液势必较多地集中于胃肠道以助消化，这样可加重心肌缺血缺氧，也容易诱发心肌梗死（详见本书第五章）。

第四节　冠心病的日常护理

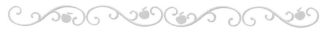

一、睡眠宜采取头高脚低的姿势

心绞痛患者，在夜间睡眠时应采取头高脚低的姿势，即床头比床尾高出 20~25 厘米。

采取头高脚低这样的睡眠姿势可减少回心血量，使中心静脉压和肺动脉舒张压明显下降，从而减少心绞痛发作。

忌受寒。患者突然受寒，会使去甲肾上腺素分泌增加，心率加快，心肌耗氧量增多，容易引起心肌梗死，因此，心绞痛患者切忌受寒。

根据患者个人的生活习惯，帮助患者安排合理的每日休息时间，使生活按节奏进行，从而规律化。

二、心肌梗死患者家属须知

急性心肌梗死患者治愈出院后，一般来讲预后是乐观的。预后良好的关键在于患者自己和患者的家属都要注意安排好患者的饮食起居。要经常注意劳逸结合，尽可能保持充足的睡眠。

最重要的是患过心肌梗死的患者，要处之泰然，不要把病当成负担，同时，绝不要忽视预防和治疗。出院后需根据病情继续用药维持。应定期到医院进行复查、治疗，听从医生的指导，这在出院后的第一年尤为重要。

家属对患者的饮食、生活和服药情况要关心。

家属要督促患者每天从事一些活动，并持之以恒。

若是患者独居一个卧室，也可安装一个电铃，以便在晚间感到不适时，随时按铃召请家属来作处理。恢复期的心肌梗死患者有心绞痛时，最好购买一个氧气袋，到医院去灌满氧气后放在家里备用，心绞痛发作时可随时吸氧。

家属对患过心肌梗死的人，要鼓励他在体力允许的条件下，恢复日常的一些活动或轻体力活动。长期病休在家，终日无所事事，会促使患者把注意力集中在病上，甚至有人为此而使自主神经功能失调，产生一些神经衰弱的症状，反而对健康恢复不利。

医生要对患者及家属进行有关冠心病心肌梗死知识方面的教育。一旦发生病情变化，不要惊慌，应懂得怎样服药，怎样抢救，怎样尽快通知医生。家属应学会心肺复苏抢救技术，做到有备无患，以备急用（见本书第十一章）。

第五节　心肌梗死患者的特殊护理

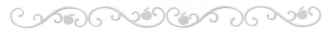

一、发病后第 1~2 周内的护理

心肌梗死发病后，除了患者出现严重的疼痛症状以外，还会引起心律不齐、心脏衰竭及休克等并发症。发病 6 小时以后，心肌变性坏死、断裂，24 小时后有大量白血球出现。一周内（尤其是 1~3 天内）还容易引起心室破裂，一星期以后有肉芽组织生长，两个星期可以形成疤痕，所以，在心肌梗死的急性期应绝对卧床休息，停止一切活动。此期间的护理工作非常繁重而且很重要。

（一）晨间护理

晨间护理的内容比较丰富，它包括：整理床铺、更换衣服、清洁皮肤、梳头洗脸、修剪指甲、口腔护理等。在护理过程中，也应与患者简单地进行交谈、沟通思想以及向患者解释、宣导运动医学知识。对于软弱怕冷的患者，还可给热水袋以保暖。

（二）日间护理

对于这种病重患者，日间重要的是医务治疗和休息，所以，作为护理人员应协助医务人员治疗，并做好记录工作，如饮水量、进食量、大便次数、尿量、体温的变化，以及患者心绞痛的发病情况，时间和次数，及时地向医生汇报。按医嘱按时给患者服药。若有输液患者，应注意观察输液反应，按医生要求掌握好输液的速度，并保护好输液的血管，以确保输液通畅。还要及时帮助患者轻轻地翻身、拍背，防止褥疮和坠积性肺炎的发生。

为了不影响患者，一些护理操作力求一次完成，如同一时间内测量体温、脉搏、呼吸、血压等。室内保持整洁、安静舒适，谢绝探视，避免患者过度兴奋和激动。

（三）晚间护理

晚间护理包括：为患者准备温暖、舒适的床铺、进行晚间口腔护理，以及擦身或洗脸、洗脚和会阴部。同时，总结患者一天来的饮食起居，病情变化，思想动态，及服药反应和治疗效果。晚间护理最主要的是让患者能够安然入睡。充足的睡眠可促使神经细胞机能恢复，特别是使心脏得以很好的休息，解除一天以来的身体疲劳，有利于病情的好转。

二、发病后第 2~3 周的护理

急性心肌梗死发病后的第 2~3 周，病情趋向稳定，心肌坏死部分逐渐肌化，心电图改变逐渐恢复。可安排适当的活动，但应以病情轻重、梗死面积大小、有无合并症、心电图情况及患者的自觉反应而定。

在此期间，护理上应使患者稍加活动，提防昏厥。

此外，在活动原则下，应逐渐增加活动量，每次活动以不引起患者心率增快或自觉心慌为宜，或在医生心电图监测下增加活动。

三、心肌梗死期和恢复期护理注意事项

(一) 严格避免精神刺激

心肌梗死的发作，往往使患者思想意识不能很快地接受这一突然的残酷事实，而表现为烦躁不安、精神压抑，对疾病顾虑重重，也有的人对疾病的严重性认识不足，而表现出毫不在乎，这些异常的思想情绪会直接影响血压和心脏的变化，甚至加重了心

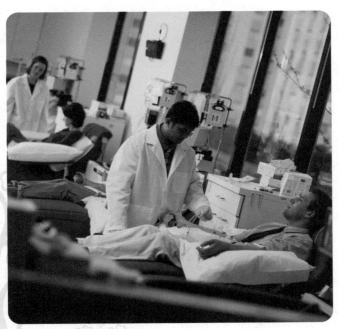

肌的缺血、缺氧。因此要根据患者不同的思想情况做好说服教育，对精神过于紧张、烦躁严重的患者，要和医生取得联系，适当地予以镇静剂。

(二) 严密观察及预防疼痛的发作

要密切观察患者，特别是夜间或严密观察心绞痛的诱因、部位、持续时间等，及早发现及早治疗，如即刻给予硝酸甘油1片舌下含服。对剧痛的患者伴有烦躁不安、面色苍白、大汗淋漓、脉搏细数时，要尽快通知医生，迅速处理。另外，还要注意患者有无夜间阵发性呼吸困难，如有则为心功能不全的表现，应及时报告医生，以免延误病情。

(三) 注意吸氧

吸氧可改善心肌氧状况，减轻心绞痛及避免梗死面积的扩大。鼻导管给氧时，以多孔为佳，使氧流量均匀。一般以每分钟4~6升为宜，等疼痛减轻，休克解除，可减慢速度，以每分钟2~3升流速维持。每24小时换鼻导管，保持导管通畅。护理人员一方面要劝诱患者吸氧（因有部分患者有各种思想顾虑等不愿吸氧），另一方面要经常查看管腔的通畅与否及鼻腔是否通畅，并掌握氧流量。

(四) 注意饮食护理

由于患者心肌供血不足，心功能低下，心排出量减少，加上卧床，胃肠蠕动减弱，消化功能降低，所以要加强饮食护理，给予患者低脂、低胆固醇、清淡易消化的软食。少食多餐，避免饱食及食用有刺激性的辛辣食物或发酵食物，以减少便秘与腹胀。喂饭时，不宜太快，以免呛入气管及加重心脏负担。发病头几天应给予流质饮食，以后随病情逐渐好转，转为给予半流质饮食至低脂低盐饮食。

（五）预防便秘

大小便的护理，是急性心肌梗死护理中一项非常重要的内容。无论急性期或恢复期的患者，常因便秘排便用力而诱发心律不齐、心绞痛、心源性休克、心力衰竭，甚至可因此而发生猝死。

一般心肌梗死后应立即常规给予缓泻剂，或中药麻仁润肠丸。若患者两天无大便，要主动处理。可用中药番泻叶 12 克代茶饮，或西药石蜡油 10~20 克口服，或开塞露入肛等。在排便时一定要有护理人员专门照顾。若便秘严重者，可用低压盐水灌肠。大便应保持每日 1 次。为预防大便时心绞痛发作，也可在排便前口含硝酸甘油 1 片。

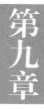

第九章

冠心病患者的心理康复

心理因素和冠心病的关系就更为密切。它直接影响着冠心病的整个发生、发展及预后。因此，了解有关心理因素，并正确地把握它，对冠心病的治疗和预防都有着重要的意义。

第一节 导致冠心病的有关心理因素

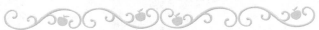

冠心病的发生与病前性格有一定关系。据调查来看，冠心病患者多属于 A 型性格。

A 型性格的人由于心理上常处于紧张状态和强迫感，故易于引起生理的变化，罹患冠心病。

相反，B 型性格者，社会适应性与心理倾向性都较为稳定、平衡。心境平静，随遇而安，处事温和，做事有计划性而不慌不忙。正视现实，不妄求也不气馁。生活有节奏性，悠闲自得。这种性格者对冠心病是具有免疫性的。

一、冠心病患者的心理

一部分患者当知道自己患冠心病以后，心理上受到很大的冲击，特别是脑力劳动者或教育水平较高者，由于对疾病预后的知识较多，常显示更多的焦虑和不安。还有一些患者以往在遇到刺激时，责人多、责己少，对躯体方面的微小变化颇为敏感，常因小事而火冒三丈，挑剔任性，易动感情。对治疗和照顾方面常提出过分的要求。

与此相反，约有 20% 的患者，由于一种叫做否认的心理防御作用，往往不相信或者否认自己已患冠心病的事实，甚至虽已有过心绞痛，但症状重现时，否认这是类似发作，而拒绝检查和治疗。

另外，还有一部分患者，在得病初期，不安心扮演冠心病患者这样的角色，急于求成，以为很快就能根除疾病，重返正常的工作和日常生活。但是，当他们经过一个阶段后，慢慢地察觉这是一个长期的过程，由此心甘情愿地充当患者，在心理上产生了对疾病的习惯性，从而思想上持续地依赖于医生的治疗及他人的照顾，消极地休养下去，因此缺乏个人的主动性，放弃活动和锻炼。

二、冠心病危重时期的心理状态

冠心病最危急时期就是心肌梗死或心脏骤停。因病情危重，必须住进冠心病监护病房进行抢救。此时的心理状态大致分为四个阶段。

第一阶段是焦虑和恐惧。心肌梗死时患者心前区或胸骨后剧烈的疼痛或憋闷，以致产生濒死恐惧心理。特别是进入加护病房1~2天内。疾病的痛苦，加之吸氧，持续静滴，心脏监护不断地抽血化验，以及陌生的环境，医护人员本身的紧张表情和动作，家属的忧虑等使患者心理受到极大的压抑，甚至达到惊恐的程度。

第二阶段是心理否认反应。多数患者自进入加护病房后，经抢救病情好转，急性症状略加控制，因此，患者自认为或声称没有病或很轻，不需住院加护治疗。这是患者的心理防御反应，具有保护性，可以防止过度的焦虑。

第三阶段是中期忧郁。一般在第五天出现，患者自觉失去了工作能力、自理生活能力、性生活能力、社交能力等。

第四阶段是依赖心理。由于熟悉和习惯了加护病房的环境，并且安全有较好的保障，因而对加护病房恋恋不舍，不愿意离开。

心脏骤停患者的心理更为复杂特殊。患者在骤停时期的心理体验是：有的患者有一种灵魂出窍感，是一种愉快的感觉，若持有这种心理以后的情绪适应是良好的。但还有的人则有一种罪恶感或恐惧异常感觉及视觉，若出现这种心理，以后的情绪状态多为不佳，甚至产生消极情绪。

三、心肌梗死恢复的心理表现

由于患者经历了病情严重发作时的亲身体验和抢救时紧张情景，因此往往产生对死亡的恐惧，精神上感到压抑，产生沮丧和焦虑的情绪。同时对自己的未来悲观失望、顾虑重重。认为自己日渐衰老，成为无用的废人，对工作、生活、家庭逐渐失去了信心，心情沉重，有人把这种感觉称为出院后的"回家抑郁"。

第二节　心理康复

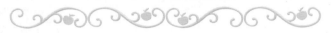

一、心理预防

当我们知道心理变化直接影响着冠心病的发生、发展和预后，同时又了解到冠心病的心理特点后，就应针对其不良心理因素，进行自我调节。调节方法如下：

（一）克制法

虽然是一种消极的个体心理防卫方法，但可以使情绪的外部表现大部分被掩盖，矛盾的刺激和个体反应双方关系也能够暂时避免进一步恶化，以求暂时的心理平静。但长期的情绪压抑、克制却不利于身心健康。因此，在暂时地回避矛盾后，应该积极寻找解决问题的办法，力求圆满妥善解决。

（二）转移法

遇到愤怒情绪发生时，要学会发怒前一个间歇，对情况作一番考虑，减轻自己的怒气，这会使用迁怒的方法，以减轻心理压力。同时，不要固执己见，要倾听尊重别人的观点，要有自我批评精神。合理的让步对事情有益，若己方正确，在坚持自己意见的同时，静静地去做，给自己留有余地，也给对方一个悔过的机会。

（三）合理化法

当遭受挫折或者某一目标达不到时，给自己找一些"言之有理"的理由加以解释，这就是合理化法。日常生活中人们常使用这种方法调节自己的情绪，例如，家里发生火灾却庆幸捡了一条性命；钱丢了或被抢了，但人没受伤等，所谓"破财消灾"就是利用这种方法来调节情绪，对个体来说的确具有良好的效果。

二、心理治疗

(一) 端正态度，树立信心

当知道自己患有冠心病以后，应该在战略上藐视，在战术上重视。应面对现实，首先承认患病的客观存在，即便拒绝承认自己有心脏病，但客观的现实是不能逃避的，所以，要树立指导思想，树立信心，科学地对待疾病。同时要克服恐惧、失望、压抑的消极情绪。可以找医生谈谈自己的病情和想法，使医生完全掌握病情的变化，并请医生帮助自己分析病情，使自己对自己的病情有一个初步了解，这样便于掌握病情的变化和疾病的规律性，从而配合治疗。

(二) 积极主动，康复锻炼

由于冠心病是一个慢性疾病过程，一些患者患病一段时期后就一味地被动充当患者，把每天打针服药，测血压心率之类作为例行公事，整天与床为伴，老老实实地卧床休息，心安理得地接受他人的照顾，毫无恢复正常的心理准备，甚至害怕重返正常的生活和工作。这些对于疾病的康复，显然都是不利的。冠心病治疗过程中，始终要注意采取有利的康复措施，积极主动地进行适量的活动和锻炼，而这种主动的康复锻炼对于冠心病来说也是不可缺少的重要治疗手段，其主要工作在于患者自己。所以患冠心病以后，并不是以往的工作和生活的结束，而是另一种新方式的生活和工作的再现，不仅要安心地养病，更要适当地自觉活动，为日后恢复工作或社会生活进行准备。

(三) 建立顽强的求生意志

在心肌梗死急性期及危急状况下，患者出现焦虑恐惧不安心理，甚至感到死亡的威胁，此时，作为患者本人应该坚定求生的意志。医学科学证明，顽强的精神可以战胜一切困难乃至病魔。求生是人的天性，是在生命受到威胁时的一种本能反应，患者的积极态度和求生意志往往是"死里逃生"的关键因素，决定生命长短的主要力量。因此，应该努力摆脱各种消极情绪的影响，以坚强的毅力去克服治疗过程中遇到的种种困难。面对疾病，甚至死亡的挑战，采取进攻的战斗姿态，使自己成为一名与自身疾病抗争的积极参加者，积极配合医务人员共同与疾病作抗争。当医务人员进行治疗时，作为自己的责任就是经常注意营养、休息和保持积极乐观的精神状态。这种合作会大大提高战胜疾病的能力，求生意志也会随之增强。

（四）克服失望的消极情绪，焕发生命的活力

当患冠心病成为一种慢性过程以后，特别是得过心肌梗死的患者，往往在思想上感到有一种压力，经不起精神和体力上的打击，对今后的生活和工作失去了信心，从此一蹶不振，这实际上就是自己熄灭生命希望的火焰。

患病以后，可以阅读有关书籍，了解一些医学常识，在医生的指导下，掌握自己的发病规律。例如，心绞痛患者，有的易在餐后犯病，有的易在劳累后犯病，有的则与生产及天气变化等有关。根据自身的规律，避免不良诱因，或在发病前及时服药等，采取有关措施。同时，应严格遵照医嘱坚持治疗。虽然自己懂得了一些医学知识，但很不系统和全面，因此，不应片面地断章取义，自作主张，不服从医生的诊疗。可以把自己的有关想法告诉医生，配合治疗。

患病以后，很可能打乱了自己以往的生活规律，所以要根据自己的病情，重新安排生活。将学习、工作、休息、娱乐、体育锻炼等，周密地计划一下，摆脱疾病体验。防止不良的自我暗示，调整情绪反应，以尽快恢复健康。

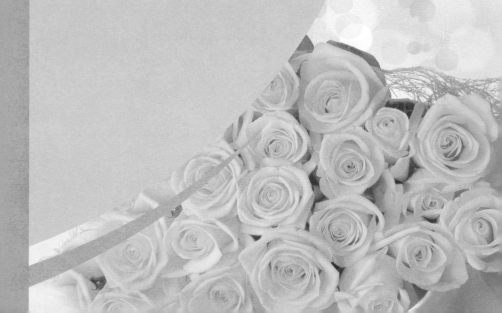

第十章 冠心病的生活指南

得了冠心病要正确对待，不要害怕，也不要无所谓。可是有不少的冠心病患者，他们把生命全部希望寄托在医生的治疗上，而不注意日常生活中的自我疗法，这显然是一种偏见。举个例子来说，有的人一方面想通过服药来治疗冠心病，另一方面却继续吃高脂饮食，整天喝烈性酒，每天大量吸烟，不进行体育锻炼，那怎么能治好病呢？

得了冠心病要正确对待，不要害怕，也不要无所谓。可是有不少的冠心病患者，他们把生命全部希望寄托在医生的治疗上，而不注意日常生活中的自我疗法，这显然是一种偏见。举个例子来说，有的人一方面想通过服药来治疗冠心病，另一方面却继续吃高脂饮食，整天喝烈性酒，每天大量吸烟，不进行体育锻炼，那怎么能治好病呢？冠心病患者在生活方面要注意做到：合理饮食，注意劳逸结合，妥善安排工作和学习，避免过度的脑力紧张和久坐不动，起居生活要有规律，保持足够的睡眠、良好的情绪，改善室内环境。

第一节　不要成为一个受冠心病影响的人

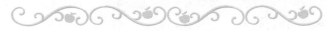

冠心病痊愈后的岁月里必须改变一下生活习惯，这样会使身体健康，活动的时间更长。要想不成为受冠心病影响的人，建议参照以下生活注意事项：

1. 尽情地去享受生活乐趣，用不着惶惶然。得一次心肌梗死后，还有充分的机会能满意地生活。

2. 了解一些有关冠心病的基本知识和乐观的前景。

3. 注意体重：过胖，就需要多一些血来供给营养，血多了就意味着增加心脏的工作量。

4. 注意饮食：少吃含脂肪和胆固醇多的食物。

5. 勿吸烟：吸烟使血管收缩，给心脏泵血增加困难。同时香烟中的尼古丁对心脏本身是有害的。

6. 运动：运动能促使血液流动、增强体质、清醒头脑，但运动量不可超出能力所及，要试探地达到体力所能承受的最大限度，走路是最好的运动方式。

7. 避免参加竞赛性的体育运动：原因在于，在比赛过程中，参加者应该停止时却难以罢休，没有一个好胜心强的人在比赛过程中会甘心放松下来或者弃权。所以要明智些，不要去参加竞赛性很强的比赛。

8. 休假或作暂时休息：这样会提高耐劳能力。

9. 有节制地参加社交活动：参加社交活动太多会减少睡眠时间，增加疲劳，过量饮酒和吸烟会引起旧病复发。

10. 会婉言谢绝：假如有人请你帮助做一些有益的事情，你认为能做好其中某一件事，而且有兴趣去做的话，那么就说"行"，但应以不费过多的精力，不影响睡眠，不妨碍家庭的正常生活和乐趣为前提。认为不能做的事情，应该会婉言谢绝，切不可强做那些力所不能及的事情。

11. 勿让你的朋友占用你的空闲时间：发病 6 个月以后，大多数朋友会忘记了你曾得过心肌梗死，因而希望你做一些你过去总做的事。在这方面，必须量力而为。

12. 夜晚睡眠要充足：条件许可的话，午间能再睡一觉则更好。切莫娇气得任何事都不干，否则在恢复活动时心肌效率会降低的。

13. 遇事勿激动：发怒会对心理和身体造成不良后果。心脏病患者常常为感情所支配，情绪激动将导致心脏负担增大和血压升高，同在冷天铲雪、更换汽车轮胎或赶公共汽车一样危险。

14. 尽量避免争吵：遇有争执，认输为上策。防范和避免出现会导致你心烦意乱的局面。

15. 尽量从医生那里学得一些防止旧病复发的知识。

成千上万的人尽管得过冠心病，但却生活得既自己满意，又有益于他人。但愿每个冠心病患者都能如此，不要成为一个受冠心病长期影响的人。

第二节　冠心病患者的生活起居

一、要全面地安排生活

冠心病患者的住所要安静整洁，房间正面向阳，通风条件好，冬季要注意房间保暖。衣服宜宽大、柔软、舒适、生活起居要有一定规律，患者本人根据医生的意见给自己定一个作息时间表，有计划进行每天的活动。

下面为一日的作息安排，仅供参考：

6点30分　起床。

6点30分~7点30分　洗漱完毕后，可进行早操，或漫步至附近公园、林荫道、沙滩公园等地散散步，或做一些有利于健康的运动。

7点30分~8点　早点，休息片刻。

8点30分~10点　读书、看报或学习，养成读书看报的习惯，使老年人精神有所寄托。同时应适当地用脑，可有效地防止大脑早衰退化。

10点30分~11点30分　下棋、养花、喂鱼、喂鸟，或上市场购物及集体活动。既可活动筋骨，还可透过对新鲜事物的耳闻目睹，培养自己关心社会、热爱社会，同社会保持良好接触的习惯，与时代的进步协调一致。同时，可以分散自己的注意力，以免终日困惑于病痛之中。

11 点 30 分~12 点　帮助家人做午餐准备。

12 点~12 点 30 分　午餐、服药。

12 点 30 分~13 点　餐后小憩，以助消化，或听听音乐、广播，轻松轻松。

13 点~14 点 30 分　午睡。

14 点 30 分~15 点 30 分　午后锻炼，做做气功或保健操等，也可上街买菜、散步等。

15 点 30 分~16 点　小憩，吃些水果、茶点等。

16 点~17 点 30 分　可做些娱乐活动或串门会好友，一起谈天，也可下棋、玩牌等。保持正常社会交往能力，是消除孤独和寂寞感的有效办法。友好信任的交往，能发现别人的长处和友情，使自己获得生活的乐趣，也可和病友交换养病治病的经验。

17 点 30 分~18 点　协助家人进行晚餐前的准备。

18 点~18 点 30 分　与家人共进晚餐、服药。

18 点 30 分~19 点　散步，或与家人小叙。谈谈一天的见闻，孩子们学习工作等情况，有利于密切家庭关系。

19~21 点　看看新闻等电视。开阔视野，活动脑筋，了解天下大事，看电视要注意保护视力，经常起来走动走动，切忌一坐下去就是几个小时，还要避免紧张及惊险镜头。

21 点~21 点 30 分　可食用适量的滋补性食品，如银耳汤、蜂乳、莲子汤等，睡前的药物莫忘记服用。

21 点 30 分~22 点　洗漱、洗澡等做好准备工作。

22 点~　夜眠。

根据季节的变化及个人的习惯，相应更改作息时间。若患者身体状况尚且允许的话，也可以在上午或下午的一段时间里，安排些任务量较小的工作做。

也可以按每周的情况，制定出每周的计划、安排，即一周的日程和作息时间。总之，使生活规律化，有条不紊，不要勉强从事，或经常应付各种突然情况，以造成身心的紧张。这样有计划地安排好作息时间，既有锻炼时间，又有休息时间，使得劳逸结合。

二、合理安排心肌梗死患者休息

无并发症、病情中等程度以下的急性心肌梗死患者，可以住院 3 周，并在 6 个月后恢复原来的工作。有的国家甚至制订了具体的休息安排：

Ⅰ期：即发病 1 周以后，患者绝对卧床休息，加以特别护理。

Ⅱ期：即发病 1~2 周内，患者在冠心病加护病房内，可以坐靠床或椅子上、修面、坐着吃饭等。

Ⅲ期：即发病 2~3 周内，可自己穿衣、进食、洗漱、站立。

Ⅳ期：即发病 4~8 周内，患者可以室内缓慢散步。

Ⅴ期：即发病 8~9 周，可以恢复病前的常规日常生活。

Ⅵ期：即发病 10~12 周，可以根据自身的体力，适当加强体育锻炼，使全身症状得到一定改善，如打太极拳、做体操等。

以后就可以逐步恢复正常生活，不过最初几天，一定要有医护人员陪同，以避免万一发生意外事故。

心肌梗死患者痊愈后应休息多久的问题，要根据每个人的年龄、体力、梗死面积、心功能状态以及职业情况等加以具体分析，不能一概而论（详见劳动与卫生部分）。心肌梗死后心功能不全或心绞痛频繁发作的患者，则需要转换工作或休息较长时间。

三、冠心病患者的自我监测

冠心病患者或其家属为了有系统地掌握病情变化及准确地掌

握康复的进程和效果，建议建立自己的医疗手册，注意观察并仔细记录病情的变化，及时向医生汇报，以求得正确的治疗并可防止意外的发生。

自我监测的内容应包括：

1. 自觉症状：自觉症状是否良好，包括精力是否充沛、情绪是否饱满、工作能力是否旺盛、食欲、睡眠、大小便是否正常。是否感到疲乏无力，有无心慌、胸闷、气短。有无疼痛，疼痛的部位、性质、持续的时间。有无头昏、头痛、耳鸣、眼黑、昏倒、水肿、夜间有无咳嗽、气喘，以及其他诱发因素。每天运动锻炼的项目、时间及运动量等。

2. 客观指标：包括每天起床前及活动时，每分钟的脉搏次数是否规则，休息及呼吸时的呼吸频率、体温，每周测一次血压，每两周称一次体重。

按照以上要求，认真作好记录，并定期与医生联系，以便更好地治疗及康复。

3. 检查的资料：包括心电图、超音心动图、X 线检查、血尿化验结果等。

四、冠心病患者的安全旅行

冠心病患者要外出旅行，一般来说，在心绞痛比较稳定的情况下，急性心肌梗死 3 个月以上，心力衰竭基本控制状态，外出短途旅行是可以的。当然患者要携带一些必要的药品，以备必要时采用。

患冠心病的人外出旅游要注意以下几方面问题：

第一，旅游的季节应该是春末、夏初或秋季，这时气候宜人，不会因寒冷或酷暑诱发冠心病发作或招致身体的不适。

第二，旅游应安排在冠心病稳定时期，如有心绞痛发作，应该在心绞痛停止发作后至少 3 个月以上方可外出旅游。若有心肌梗死，得待病情稳定 1~2 年后才可旅游，而且不宜远行。

第三，旅游前必须准备治疗冠心病的药物，尤其是防止心绞痛发作的硝酸甘油等药品。另外，在旅游途中也要遵从医嘱。

第四，旅游应选择安全平稳的交通工具乘坐。外出时最好是乘火车卧席或乘坐飞机、轮船，但避免时间太长，以防路途劳累，病情复发。乘飞机虽是高空，但是密闭舱的气压、气温、氧气含量与地面相似，而且路途时间短，一般来说是安全的。

第五，旅游的地点，应选择环境优美，空气新鲜，人员较少的地方，避免去人员拥挤的大城市，对疗养疾病不利。

第六，旅游期间应注意保暖，切忌感冒受凉，也应该保证睡眠中不能因急于赶路或留恋景色而忽视休息。

第七，旅游项目应根据体力适可而止。一些增加心脏负担的项目，例如，爬山、航海等不宜参加。旅游途中如自觉因疲劳而心跳加快应及时休息，不要勉强。

第八，冠心病患者一般不宜单独外出旅游，要有人陪伴或参加集体活动。同时，最好预先安排好住宿，有计划进行，以免为途中生活问题引来烦恼，导致发病。

第三节　劳动与卫生

冠心病患者属于隐藏型冠心病、稳定型心绞痛者，在经常服用药物的情况下可胜任原来的工作，但是不可劳累过度，注意劳逸结合。如果是不稳定型心绞痛者，应该先住院治疗一段时间，或在家休息治疗，等病情稳定后，继续恢复原来的工作。如属于重体力劳动，或者特别紧张的工作，应注意工作的适当调整。切忌参加剧烈运动或重体力劳动。这是因为，心绞痛患者本来心肌就有不同程度的缺血或缺氧。如参加剧烈运动或重体力劳动，进一步增加了心肌的耗氧量，加重心肌缺血与缺氧，很容易诱发心肌梗死。

急性心肌梗死患者住院 4~6 周后，如病情稳定，可考虑出院，进行康复治疗，逐步作适当的体力活动或体育锻炼，有利于体力和工作能力的增进。3 个月后一般可以根据心脏功能恢复部分工作，再经过 1~3 个月可以恢复以前的工作。小部分患者由于心肌梗死面积较大，病情较重，需要长期休养。

在个人生活卫生习惯方面，应提倡合理饮食、不吸烟、不饮烈性酒（详见本书冠心病的预防部分内容）。

第四节　冠心病的性生活问题

一、冠心病患者还能有性生活吗

冠心病患者应如何安排夫妻间的性生活，这是很需要关心和了解的一个问题。随着心脏病发作的恢复，许多患者会考虑到，今后是否还可以有性生活呢？他们担心，性生活是否从此就结束了，为了不使心脏遭受再次损伤，这种担心是很自然的。但是有这种想法的患者总是不好意思向医生正面咨询。许多得过心肌梗死的患者，当其健康逐步恢复时就想知道是否还能过性生活。

身体的康复应该与精神康复相伴随。处于恢复期的心脏病患者，只要恢复程度及身体条件允许的话，完全有必要使自己的身体和精神恢复到能适应一切正常生活的水准。性生活也不例外，它是正常生活的一部分，也被列入恢复期进行生活再调节的项目之一。如果医生赞成你恢复性生活，那就不必过分担心和害怕。性生活是正常的、健康的，对心脏病患者完全恢复也是有益的。事实上，恢复性生活，确实有助于患者树立继续生活下去的信心，扭转思想上的压抑和精神上的苦闷情绪等。当然，性生活也和其他一切活动一样，需要对它有个正确和必要的常识，并应谨慎从事。

二、性生活是正常的也是必需的

对任何一个人的精神健康来说，最基本的一条是在生活的各个方面都尽可能照顾到。对正在恢复健康的患者而言，特别重要的即是根据恢复程度，引导他们逐步重新过正常生活。性生活是生活中的一个正常和健康的部分，也是得过冠心病的患者病愈后必须重新调整的部分。事实上，医生们已认识到，重新恢复性生活有助于增强信心、消除不适感和沮丧情绪。当然，同进行所有其他活动一样，要很谨慎。

三、什么时候可以恢复性生活

尽管有许多患者在患心肌梗死病后 4~8 周就能性交，但一般说来则需禁欲 10~14 周。一般要求 3~6 个月后根据病情决定能否恢复。必须牢记，究竟需要间隔多少时间才能重新开始，并无规定。每个人的情况主要取决于本人是否感到舒适。以夫妻二人都感到合适为好。一般来说，如果已经能够胜任日常的家务活动和行走一段路途，或者已经能够自己上楼梯而不感到胸痛和气短，就可以比较放心地恢复性生活了。但最好在恢复性生活以前，征求医生的意见，并随时和医生讨论恢复性生活的进展情况，并按身体所适应的程度逐步进行。

患者在按照医生所规定的计划去做体育锻炼和进行一般活动当中，增强了自信心，而且更加意识到什么是自己身体能做到的或不能做到的。

由于心脏病发作而中断性生活的男女双方，在恢复性生活时需一段时间来互相适应，逐步地恢复性生活，但无论如何不应把它作为一项十分用力的活动去做。性生活不过是爱情的一种体现，是一项轻松愉快的事情，所以，双方都不应当认为必须用此方式才能向对方或自己证明已经恢复健康而勉强地去做。

四、性生活注意事项

性生活和许多种体力活动一样，会使心跳和呼吸加快、血压升高。故性生活的频率应节制，每周不宜超过 2 次。

在冠心病发作后进行性生活固然有一定的危险性，不过这些危险也可以被减少到最低程度。为了达到这个目的，应掌握性生活常识及注意事项，适当而谨慎地从事。

得过冠心病的患者过性生活时诚然有点危险性，但只要按如下所说的常识去做，加以小心，其危险程度是能减轻的。

1. 在疲劳、生气、紧张时不宜进行性生活。因为在这些情况下心脏已经受到压力，心脏已处于受力状态，这时不要再增加负担，切勿进行性生活。

2. 避免在不舒适的环境和气温特冷或特热时性交。在性交之前洗澡，水温切勿过冷过热。洗这样的澡会影响血液循环，并使血压不正常。

3. 饭后或酒后勿性交，如要性交，至少也要等待 2~3 小时以后。这是因为饭后血液集中在胃肠，心脏要做工来消化食物，酒精也会直接影响血液循环。

4. 性生活的姿势应采用习惯的，或轻松的姿势，注意不要把身体的重量长时间地压在心脏或两臂上，以免增加心脏的负担。也尽可能不要过多地改变通常的体位。

5. 许多有心绞痛患者的经验是，在性交前先含服硝酸甘油片，能起到避免出现心绞痛的作用。若在性生活时出现了心绞痛，应立即停止，并含服一片硝酸甘油，好好地休息。

6. 同医生讨论决定避孕措施问题。有心脏病的妇女不宜服避孕药，采取其他方法避孕，以免造成不必要的忧虑。

第五节　冠心病患者养生宜忌

关于冠心病患者在日常生活中应该注意的事项，前面已经谈到很多，为了让冠心病患者及其家属重视，这里特别强调一些冠心病患者养生调养宜忌事项。

一、冠心病患者适宜事项

1. 宜清晨喝一杯温开水。由于人在睡眠过程中有汗液和尿液的排泄，使体内的体液损失较多，早晨起床后，体内往往相对缺少水分，而且睡眠中血液流量减少，血管也随之变得细小。如患有陈旧性心肌梗死的患者，就会有轻度缺血的现象。这时，如能喝一杯温开水（或温的蜂糖开水），能降低血液的浓度，使动脉血管壁变宽，使血液正常循环。这样，就能较有效地防止心绞痛和心肌梗死的急性发作。

2. 宜生活有规律。冠心病患者要预防急性心肌梗死的发生，生活宜有规律。

为了预防急性心肌梗死的发生，如果有冠心病心绞痛的，应做到以下几点：

（1）不宜熬夜，工作时间不宜过长，也不宜长时间看电视。

（2）宜参与轻松的体育活动。

（3）宜定期检查心电图及有关的体格检查、血液检查等

3. 宜坚持每天午睡。午睡和冠心病发病率的关联很大。经调查证实，因轮班工作不能午睡者，其冠心病发作的危险性显著增高；只要每天有半小时午睡，即可使冠心病的发病率降低30%。北欧和北美的冠心病发病率之所以较高，就是与缺乏午睡有关。因此，冠心病患者宜坚持每天午睡，这是一种辅助治疗措施。

4. 宜避免情绪激动。人的情绪对疾病的影响很大，特别对冠心病的影响更为明显。冠心病患者情绪激动时，很可能诱发心肌梗死及心绞痛。因此冠心病患者要尽量避免情绪激动。特别当家中发生灾祸及丧事等情况时，更要特别冷静，注意休息，设法保持良好的睡眠，或从事一些轻体力劳动，以引开自己的思路，遣散忧愁、焦虑情绪。

5. 宜避免做与屏气有关的动作。当我们要向远处伸手拿物体时，或要提举什么重物时，或蹲下准备拔小树根时，都要不自觉地吸一口气，然后屏住气，紧闭声带用力呼气。这个动作在医学上称为"乏氏动作"。在做这一动作时，动脉血压会发生四期变化：

第Ⅰ期，因胸腔内压上升，传到周围血管，使血压上升；

第Ⅱ期，因回心血量减少，心脏排血量也随之减少，血压又

随之下降，反射性地引起心率加快；

第Ⅲ期，用力结束时，长呼一口气，胸腔内压下降，传到周围血管，使血压进一步下降；

第Ⅳ期，血压继续下降至原始水平以下。

以上动作，对健康者来说，不会造成什么不适，但对冠心病患者来说，特别是有潜在心力衰竭的患者来说，这种血压出现大起大落变化，特别是在第Ⅱ期出现回心血量减少量，就特别容易引起心肌缺血，出现心绞痛等。因此，冠心病患者，应尽量避免俯首提重物，避免伸手向远处拿东西，避免用力排大便，避免一切屏气动作。

6. 宜在早晨起床前做胸部按摩。冠心病患者大多在早晨起床后因活动较大而发生心绞痛或心肌梗死。这是因为一夜之后血液浓缩，心脏的血流量减少，加上起床后剧烈运动，突然加重了心肌的负担而发生。为了避免这一意外事故的发生，除了在起床后尽量减少剧烈运动外，可以在起床前做一做自我保健按摩，这样有利于防止心绞痛或心肌梗死的发生。具体方法是：睡醒后，仰卧在被里，将左右两手掌重叠于心前区，然后按顺时针方向旋转50次左右，接着又以反时针方向旋转50次左右。旋转后，穿好上衣，舒展手臂，活动上肢数10次。待自己感觉全身轻松后再起床，这样就不会出现心绞痛或心肌梗死等意外事故。

7. 宜适当控制性生活。性生活是一种特殊的身心活动，全身要做较大运动。其消耗能量大约为每分钟17千焦耳~25千焦耳，与打羽毛球的运动量相似。在这过程中人的血压会升高，心跳会加快，最快可达130次/分。这样大的运动量，冠心病患者是否能承受，这要从患者各方面的情况来考虑。一般说来，年龄在50岁以下，能上三层楼而无不适的患者可以过性生活，为了预防冠心病发作，可在同房前服硝酸甘油。如果上三层楼后心率在 110 次/分以下，身体感到不适者，暂时不要过性生活。如果上三层楼后心率达 110 次/分以上，并有气喘、头晕、心绞痛、极度疲乏者，禁止性生活。如在同房中或同房后，心跳达 120 次/分以上，并有心慌、胸闷、气短等症状者，也应禁止性生活。另外，患急性心肌梗死康复后 3~4 个月内，也不宜同房。

8. 宜早晨起床就服药。典型的冠心病发作一般都在清晨到中午这段时间。最近世界卫生组织观察了 400 例冠心病，发现他们发作大多在上午，特别是上午 9 点钟为发病高峰。因为在上午，人体血液中的纤溶活性减低，血液凝集能力增强，肾上腺素分泌的量在上午也较其他时间为多，心跳往往加快，血压也上升至最高值。这时，已硬化的动脉血管，可增加其腔内血液凝结的能力，这些因素均可诱发心肌梗死。因此专家认为，冠心病患者应早晨起床后就服药，也就是在心肌梗死容易发作之前就服药，这样无论对治疗冠心病或预防心肌梗死，都具有重要的意义。此时服药的效果最佳。

9. 宜戒烟。吸烟不仅对人体呼吸系统产生危害，而且也易对心脏产生危害，易促使冠心病和急性心肌梗死的发作。因此，冠心病患者宜戒烟。

10. 宜多吃含水溶性纤维素食品。尽可能地降低人体中的胆固醇含量，对于防治冠心病具有非常重要的意义。

怎样才能透过饮食降低（改善）人体中的胆固醇呢？近年来，人们发现了一份改善血清胆固醇含量的食品——燕麦和大豆制品。

多吃纤维素饮食可以降低结肠癌的发病机会。有预防结肠癌作用是指非溶性纤维素，而有降低胆固醇作用的是水溶性纤维素。燕麦和大豆都含着丰富的水溶性纤维素。

水溶性纤维素是一种植物细胞壁的组成成分。这种植物细胞壁不能被人体的胃肠道所吸收，但是，当细胞壁在消化过程中遭到破坏后，水溶性纤维素就会发挥它的作用。柠檬、大麦、燕麦、大豆和豌豆等，都含有水溶性纤维素，其中以燕麦和大豆中的含量为高。

水溶性纤维素能促进胆酸（合成胆固醇的重要成分之一）从粪便排出；另一方面，水溶性纤维素在结肠中几乎全部发酵，发酵后形成的醋酸纤维素、丙酸盐和丁酸盐，吸收入血后，可抑制肝脏和其他组织合成胆固醇的过程，同时还会促进低密度脂蛋白（形成冠心病的危险因素）的清除。

可用燕麦和大豆制品作为血胆固醇超过正常值的患者的添加食品。连续进食这种添加食品的时间越长，其作用越显著。

11. 宜适当多吃含铜食物。微量元素铜的摄入量可明显地影响冠心病的发病。

如果在动物的饮料中减少铜的含量，可使动物产生冠心病所具有的多数症状，如心电图失常、血胆固醇升高、葡萄糖代谢能力降低、甘油三脂增高、尿酸含量增高等表现。这些表现可使心脏病发作的危险增加。

为什么缺铜可以造成冠心病呢？这是由于保持心脏和血管正常代谢功能需要一些酶，而铜正是这些生物酶不可缺少的部分。当铜的摄入量减少时，酶的功能受到影响。导致心血管代谢的异常，从而产生一系列症状。

科学家们认为，为减少冠心病的威胁，一般成年人每天从食物中应该摄入铜的量为 2 毫克。但从目前普遍情况来看，有 75% 的人从每天饮食中只摄取铜的正常需要量的一半。有些地区人们每日摄取量仅为 0.8 毫克。

影响铜的摄取量还与下列因素有关：锌摄入过量、维生素 C 摄入过量、高糖饮食、高脂肪饮食，都可干扰铜在体内的吸收，造成体内铜的缺乏。

基于以上认识，冠心病患者宜适当多吃些含铜的食物，控制高糖饮食和高脂肪饮食。

哪些食物中含铜比较丰富呢？牡蛎、葵花子、坚果（包括核桃等）和果仁等。

12. 宜少量饮酒。大量饮酒可危害心脏，然而少量地品酒可能降低冠心病的发病率。

13. 宜长期食用奶酪。奶酪是经过发酵处理后的牛奶，它不仅含有原牛奶营养素，而且胆固醇含量很低。

14. 宜多吃山楂。据现代药理分析，山楂中含有多种维生素和大量的钙、铁等微量物质，并含有果糖、黄酮类等物质，具有散瘀、止血、提神、消积、化痰等作用。近年来又发现，山楂在强心、抗心律不齐、增加冠状动脉血流量、降血脂方面有一定功效。临床上常用山楂及山楂制品作为冠心病的辅助治疗，且取得了一定的疗效。

15. 宜补充维生素 B。早在 1940 年，人们就发现膳食中缺乏维生素 B，可引起猴子的动脉损伤。维生素 B 是一种人类必需的营养物质之一，它起一种辅酶的作用，当体内维生素 B 不足时，体内甲硫氨基酸在代谢过程中有可能产生较多的胱氨酸，引起娇嫩的动脉壁的细胞坏死和脱落。反之，则会减少这一有害物质的形成，控制动脉粥样硬化的发展。

16. 宜避免过分节食。冠心病患者多半体重超过正常，于是许多冠心病患者错误地认为身体肥胖是导致冠心病的原因之一，认为采取节食的方法可以减轻冠心病。但结果适得其反，单纯地过分节食可引起心肌梗死的发作。过分节食者发生心肌梗死，是由于长期严格控制饮食而缺少碳水化合物，从而引起部分心脏组织发生变化。

17. 宜控制食糖的摄入量。冠心病的病因并非单纯由过量摄入动物脂肪所引起，而是由于食入过量的糖而引起的（原因之一）。因此，冠心病患者要控制食糖的摄入量。

18. 宜节制喝咖啡。冠心病患者饮用咖啡不宜过量。

19. 宜常吃大蒜。大蒜油对冠心病具有独特的疗效。大蒜油本身无气味。为了减少大蒜的气味，冠心病患者常吃大蒜时可先用开水浸泡几分钟，在刚烫透时吃用，就能减少大蒜的气味。

20. 宜常吃葱。葱能防止血栓形成。近年来国外科学家发现，葱能减少胆固醇在血管壁上的累积。透过临床观察发现，人在吃了油脂性食物两小时后再吃葱，能使血管中很高的胆固醇降下来。因此，葱有防治冠心病的作用。

血液中如果存在过量的纤维朊，会使血液在血管中逐渐凝结，引起致命的血栓。葱能破坏纤维朊，避免血栓形成。

冠心病患者宜常吃葱，最好是长期食用。

21. 宜常吃鱼或服用鱼肝油。生活在格陵兰岛的爱斯基摩人，几乎是以鱼为主食，他们的心血管疾病发病率大大低于全世界任何地区。经研究，认为是鱼肝油类的物质在其中起作用。

鱼油中含有大量的多烯脂肪酸，这种脂肪酸与一般动物油和植物油中的脂肪酸不一样，它的碳链更长，含有更多的双键。食用鱼油比食用植物油的降血脂作用更强。

冠心病患者服用鱼肝油，每天 2 小匙，防治冠心病恶化的效果十分显著。虽然，目前尚未完全弄清鱼肝油防治冠心病的药理作用，但至少与阻碍血栓形成、降低血液中的胆固醇有关。

22. 宜饮"硬水"。水的软硬度是根据水中所含的镁和钙的浓度而划分的，水中的钙和镁含量过高，水的硬度就越大。饮软水者易患心脏病。因此，对冠心病患者来说，饮用天然含矿物质水（矿泉水更好），比饮天然软水有益得多。

23. 宜避免短时间内大量饮水。由于大量的水进入血液中，使血稀释，从而心脏血液的供给在品质上受到影响，容易诱发心绞痛。所以，冠心病患者不要只图一时痛快而大量饮水，即使非常口渴，也宜慢慢饮水，解除烦渴。

24. 宜避免过度劳累。冠心病患者由于供给心肌血液的冠状动脉发生粥样硬化，引起心肌缺血缺氧。当运动或体力劳动时，心脏就会加快收缩，以满足全身血液供给的需要。但当心跳加快后，心脏的耗氧量也会随之而增加。冠心病患者由于冠状动脉硬化，血流量受到局限，如果运动量过大或劳累过度，心肌所需要的血液又无法得到满足，就容易发生心绞痛，使病情加重，所以，冠心病患者宜避免过度劳累。

二、冠心病患者禁忌

（一）忌做深呼吸

做深呼吸对冠心病是有害无益的。人体对氧和二氧化碳的需要是有一定比例的，并非氧气越多越好，也并非二氧化碳越多越好。这种比例的统一，便形成了我们适宜的呼吸频率。

体内含氧量过高，则会加重各种痉挛性疾病的病情，诸如冠状动脉痉挛、支气管病等。因此，冠心病患者忌做"深呼吸"。

（二）忌早晨起床后剧烈活动

冠心病患者多因睡眠后尿液排泄，使血液浓缩、血流缓慢，如起床后就做剧烈活动，血液就无法供给心肌的耗氧量，所以就容易发生心绞痛或心肌梗死。因此，冠心病患者起床后，应先喝点温开水，然后做轻微活动。冠心病患者的体育锻炼也最好在上午或下午，而不宜在清晨。

（三）忌取仰卧睡眠

冠心病患者睡眠采仰卧式，常出现呼吸暂停，有的甚至被憋醒。这是因为舌根松弛下垂，容易堵塞呼吸道，出现呼吸困难。临床上会看到虽有呼吸动作，但无呼吸声音，这种情况可持续数秒、十几秒甚至更长些，结果导致血内二氧化碳难以排出。当二氧化碳蓄积到一定程度后，则会兴奋大脑皮质，反射性地增大呼吸，促使呼吸再现。当体内缺氧时，可使动脉粥样硬化形成，从而使冠心病率增加。在冠状动脉硬化和供血不足的情况下，由于心肌缺氧，可诱发心绞痛，加重病情。上午 9 点钟冠心病发作的概率比晚上 11 点钟要高 3 倍，这可能是夜间入睡时因身体姿势不当导致心肌缺氧，起床后又增加心肌活动量所造成的。因此，冠心病患者忌仰卧，而宜养成侧卧的习惯。

（四）忌冷水浴

冷水浴能促进人体周围血管的血液循环，增强皮肤毛孔的开合功能，长期坚持冷水浴可提高身体的抗寒力，有利于预防感冒等疾病。但对冠心病患者来说，却是有害无益。北京 24 所医院对 4806 例急性心肌梗死住院病例作了回顾性分析，发现该病有 2 个发病高峰期，即 11 月~次年 1 月和 3~4 月，其主要原因皆与气候变化、寒冷刺激有关。这是因为患者受到寒冷（特别是冷水）的刺激后，引起全身小动脉收缩，心脏射血阻力增加，心肌耗氧量也随之增加。健康人可透过增加冠状动脉血流量来增加心肌供氧，但冠心病患者则无法增加冠状动脉血流量，致使心肌缺血而导致心绞痛。因此，冠心病患者忌冷水浴，也忌受寒。

（五）忌畅饮可乐

可口可乐、百事可乐等可乐饮料不是任何人都可以开怀畅饮的，尤其是冠心病患者忌畅饮可乐。如果饮用过多，则可能因咖啡因对胃黏膜的刺激作用而引起恶心、呕吐，甚至心悸、眩晕。成年人如饮用 10 瓶就会产生中毒症状，出现躁动不安、呼吸加速、肌肉震颤、心动过速、心律不齐等。冠心病患者如大量饮用可乐，更易出现心律的失常，因此，应列为禁忌。

（六）忌空腹饮酒

少量饮酒（品酒）对冠心病患者有益，但大量饮酒特别是空腹饮酒，则对冠心病患者有害无益。因为，酒中的乙醇对人体的神经、消化、循环系统都有一定的损害作用，而空腹饮酒时，乙醇的吸收量是平时饮酒的几十倍。当酒精被吸收后，就会刺激中枢神经，引起心跳加快，血液循环量增加，心肌耗氧量增加。而空腹时，体内处于低血糖状态，就无法满足心肌供血的需要，结果导致心绞痛的发生。

（七）忌暴饮暴食

饮食的摄取量对冠心病患者来说也很重要。不论哪一种对冠心病有益的饮食，其摄取量超过一定限度，对患者仍是有害的。换句话说，冠心病患者忌暴饮暴食。过量的饮食会加重心脏的负担。如果患者的代偿能力不足，不能适应这种负荷，就可能加重病情甚至导致死亡。

（八）忌长期吃高胆固醇食品

血脂质在动脉内膜中沉积，是冠心病的发病原因之一。冠心病患者应少吃高胆固醇食品，如蛋黄、动物内脏、肥肉、鱼子、鳝鱼等，以免加重病情。

（九）忌饱餐

　　饱餐、暴饮暴食，可增加心脏的负担，诱发急性心肌梗死。因此，凡有心肌梗死先兆症候群（包括心电图改变、心绞痛等）的患者，切忌暴食和饱餐，平时最好少食多餐。

（十）忌情绪激动

　　情绪激动可诱发心肌梗死或使病情恶化，故患者宜保持稳定而乐观的情绪，切忌激动，不宜看惊险的或易使人激动的电视或电影。

（十一）忌饮酒过量

　　饮酒过量对心肌梗死患者是极为不利的，特别是烈性酒，应列为禁忌。

第十一章

常见症状和紧急情况的处理

患者要配合治疗，得了冠心病后，要发挥患者的主观能动性配合治疗。已有客观根据证明：经防治本病后，其病情可以控制，病变可能部分消退，患者可维持一定的生活和工作能力。此外，长期采取防治措施，可以促使动脉侧枝循环的形成，使病情得到改善。

第一节　常见症状的处理

以下简略介绍几个冠心病患者常见的症状及其处理：

一、心绞痛

心绞痛发作时，要立即停止活动和工作，千万不可紧张，要就地休息，取出衣袋里随身备带的硝酸甘油片 1 片，放在舌下含服，常可迅速缓解。如果心绞痛经常发作，可以服用复方硝酸甘油片，或硝苯吡啶，或在胸前皮肤上敷用 1% 硝酸甘油软膏，每晚睡前 1 次，以预防和治疗晚间心绞痛发作。如果出现呼吸困难，可坐起或背后垫高、斜靠在床上，备有氧气设备的，可以吸氧，以减轻呼吸困难。

如个别患者手头无硝酸甘油片，或服用无效，这时点压中指根部，可立即起到止痛效果，患者不妨一试。方法是患者一旦出现胸闷、气短等症状时，可立即用右手大拇指和食指点压左手中指根部左右两侧，点压 5~6 分钟，可起到止痛的作用。

如果发生以下情况，则需要紧急处理。

1. 过去没有心绞痛病史，突然心绞痛频繁发作，而且程度较重，持续时间较长。

2. 原来有心绞痛，近来发作频繁，而且症状比过去重，硝酸甘油用量逐渐加大而疗效不佳。

3. 夜间睡眠时或平卧也发生心绞痛。

4. 胸骨后疼痛伴恶心、呕吐、汗多及心跳减慢（每分钟少于 50 次）。

5. 心电图显示心肌缺血比过去加重，或疼痛时 ST 段上抬者。

以上表现可能是心肌梗死的前兆，应尽快请家属或他人帮助送医院急诊或请医生急救。及时地治疗和挽救，约 2/3 的患者可避免急性心肌梗死的发生，即使发生症状也较轻，预后良好。

此外，保健盒里的药，不能混装，特别是硝酸甘油片，用后要盖好瓶盖，注意避光、避热和防止因潮湿而溶解。注意不要把棉花或纸屑等其他包装材料装入盛有硝酸甘油的瓶内，以防药品失效、变质和紧急使用时弄错，并应经常检查、及时补充和定期（2~3 月）更换。

二、水肿

水肿不是独立的疾病，而是多种疾病的一种重要的病理过程，也是临床上经常可以看到的一种症状表现。

健康人是不应该有水肿的。因为在健康人体中，血管内液体不断地从微血管小动脉端滤出至组织间隙成为组织液，另一方面组织液又不断从微血管小静脉回吸入血管中，二者经常保持动态平衡，因而组织间隙无过多的液体积聚。

心源性水肿主要是右心功能不全的表现。冠心病患者出现双下肢水肿，表示该患者存在心功能不全，或右心梗死后导致右心功能衰竭。其特点为水肿分布的部位受体位的影响。心功能不全较轻时，经整日活动后水肿出现于踝部，休息一夜后水肿可消失。较重者，立位或坐位时下肢水肿较明显。随着右心功能不全的加重，水肿的范围随之扩大。

一旦出现双下肢水肿，说明有心功能不全存在，应当引起患者的高度重视。当然首先要去医院就诊，查明病因，在医生的指导下按时用药，以求早日康复。

（一）休息

对于水肿患者来说，自己应该注意以下几个方面：

患者应根据自己的情况适当安排其生活、劳动和休息。休息不只是适当的体力休息，还应有适当的脑力休息和充足的睡眠。可根据病情的需要，服用适量的镇静药和安眠药（和安定）等。

（二）控制食盐的摄入

饮食中适当限制食盐，可减轻液体滞留，心脏的前后负荷可降低。轻度心功能不全、水肿的患者，经休息和控制食盐的摄入，症状即可得到改善。一般食盐的摄入可限制到每日 5 克以下，病情严重者应限制更严，每日不超过 1 克。饮食量一般可不加限制。

（三）酌情使用利尿剂

使用利尿剂可使滞留过多的液体排出，减轻全身各组织和器官的水肿，降低增高过多的血容量，减轻心脏的负担，使心功能得到改善。利尿剂应该在医生的指导下服用，常用的有双氢氯噻嗪、环戊氯噻嗪、安体舒通、三氨喋啶等，在使用利尿剂时，切忌发生电解质平衡失调特别是代钾血症和循环量减少。尤其是在门诊治疗的患者，由于身边没有医生和护士的严密监测，需要自己高度谨慎小心，特别是在用药初期，至少每周去医院抽血，检查 1~2 次血离子的情况，并及时调整或更换利尿药，或加服 10% 枸橼酸钾或氯化钾等。

另外，对于心源性水肿的患者，经过上述处理后，还需要配合用一些其他的用药，如增强心肌收缩力的药物（洋地黄类制剂）和血管扩张剂等。这些应严格遵医嘱行事，不可妄为。

第二节　紧急情况的处理

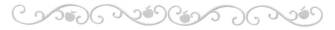

　　循环系统由心脏和血管组成。心脏是血液循环的动力站，由于它的收缩、舒张，使血液周而复始地流动，以维系全身各脏器、器官的正常功能。一旦心脏受损则会影响到身体的整个功能，甚至直接危及生命。因此，了解并掌握心脏的紧急情况的处理，尤其是在家庭中及早正确地进行抢救，不仅可能将其从死亡边缘上挽救回来，而且能减少各种后遗症，使其重新生活和劳动。相反，如果现场挽救行动迟缓，方法不当，甚至不做任何处理，只是等待或单纯转运，贻误最宝贵的抢救时机，就会造成不堪设想的后果。

一、晕厥

（一）症状

　　晕厥是一种短暂的意识丧失状态，最常见于脑供血不足所致的脑缺氧。心源性晕厥在临床上并不少见，它可以发生于任何体位，若卧位出现晕厥，则几乎为心源性晕厥，往往是由于心输出量突然下降，以致脑缺血、氧造成。

　　心源性晕厥常见的原因有：一过性心搏停止；一过性室速或室颤、由于药物、电解质紊乱等而引起心室自身起搏突然减慢、窦性心律或部分传导阻滞突然变为完全性房室传导阻滞等。在老年患者中，上述原因多因冠状动脉粥样硬化而使心肌缺血、缺氧所致。

　　晕厥前可无预兆或仅有一短暂的先兆症状，如恶心、面色苍白、腹部不适、无力、打呵欠、出汗、不安和视觉模糊。晕厥发作时血压的收缩压可降至 70 毫米汞柱以下。发作前可有心跳过速，发作时心率一般减慢 40~50 次/分，甚至更低。心搏停止约 5~10 秒后，则发生意识丧失。若心搏停止延续至 15~20 秒，则可出现紫绀、静脉扩张、面部和上肢抽动、瞳孔固定、大小便失禁等。一般患者摔倒后意识可迅速恢复，但如果坐起或站立过快，则可再次晕厥。

（二）急症处理

1. 立即将患者面部向上放在床上或地板上。摔倒的患者应面向上平放于地上。

2. 抬高下肢 15 秒钟以增加回心血量。

3. 松开患者的衣领或过紧的衣服。

4. 检查患者的脉搏和血压。

5. 给予吸氧。

6. 若意识未立即恢复，应使患者头向后仰，托起下颌，以防舌根向后会厌阻塞呼吸道。

7. 当患者意识恢复时，可慢慢扶至座位继而慢慢站起。若扶起患者过快可能导致再次昏倒，所以一般需平卧 30 分钟以上，方使患者坐起或站立。

8. 心源性晕厥是一个不良征兆，可招致突然死亡，因此应及时到医院就诊。

二、急性肺水肿

急性肺水肿是指大量血清先渗入肺间质，继而进入肺泡。肺水肿为急性，但也有亚急性或慢性肺水肿。

急性肺水肿常为严重左心衰竭的一种表现，常发生于冠心病并有心功能较差的患者之中，任何加重左心负担而导致左心衰竭或肺水肿。

凡平时患有冠心病，心脏较大且心功能较差者应警惕急性肺水肿的发生。

（一）症状

1. 于劳动时或休息时，突然发生严重的呼吸困难或端坐呼吸、夜间阵发性呼吸困难。

2. 常有胸前压迫感、疼痛、烦躁及焦虑不安，不能平卧。冠心病患者可能伴有心绞痛发作。

3. 常出现明显青紫及全身皮肤湿冷，阵发性咳嗽并咯出大量粉红色泡沫样痰，严重时由口内呛出，痰量较多，1~2 小时可咳出痰液 500 毫升或更多。有的伴有咯血。

4. 若有吸诊器的话，可听到两侧背部 1/2 以上的肺野可闻及粗大的湿性啰音，有时只有喘鸣。肺动脉第二音亢进。第三心音奔马律和心动过速可同时存在。冠心病患者发作时血压正常或下降。急性肺水肿在治疗之前血压下降，多显示为急性心肌梗死。

轻型阵发性夜间呼吸困难发作时，伴发症状较少，患者可因咳嗽憋气而醒来，咳出黏痰后，一般症状好转，在几分钟内又入睡。

此外，X 光、心电图、血气分析等检查可帮助确定。

（二）急症处理方法

在家庭中若突然出现上述症状，就应高度怀疑急性肺水肿，并采取以下措施：

1. 患者采取坐位（可坐在椅子上），双足下垂（急性心肌梗死或休克例外）。有些患者可通过站立而缓解症状。

2. 氧气吸入。鼻管给氧流速为 8 升/分，供氧浓度约为 40%，如患者经口呼吸，氧气浓度应降低。为了减低肺泡内液体的表面张力，使泡沫破裂，改善通气功能，常加用抗泡沫剂。一般对于清醒的患者，常用鼻插管给氧，开始时，氧流量维持在 2~3 升/分，约 10 分钟，然后可增加至 4~6 升/分，并维持此种浓度。一般吸入 30 分钟左右，约停 15 分钟。

3. 盐酸吗啡为首选药物，具有扩张周围血管作用，可使烦躁不安、呼吸急促、肺水肿得到缓解。若伴有慢性肺疾病患或支气管哮喘时，应避免使用吗啡。

4. 利尿剂的使用。一般可给予速尿肌内注射，或静脉注射。若情况不是很紧急，也可以分两次口服。在给予利尿剂时，应注意血压变化，以防低血压。

5. 强心药的使用。冠心病患者使用洋地黄制剂有一定争议，但在必要时也可应用。应在医生的指导下先试用西地兰静脉注射，必要时 2~4 小时后可重复使用。

6. 解痉药的使用。可用氨茶碱。其具有兴奋心肌，扩张冠状动脉，扩张支气管的效果。

7. 四肢绑止血带或血压计袖带。止血带最好采用宽软的橡皮胶管，一般多绑于大腿根部下 15 厘米或肩下 10 厘米。每次止血带只能结扎 3 个肢体。每隔 15~20 分钟轮流放松一个肢体而结扎另一个肢体。止血带（或血压计袖带）压力一般以小于收缩压为宜（即在止血带远程可触及动脉搏动）。

若病情严重者，简单处理后及时与医院取得联系，送往医院抢救治疗。

三、猝死

在一些国家的统计资料中，猝死占全部死亡的 1/4，其中有 2/3 为冠心病患者。在冠心病猝死中，部分可由急性心肌梗死所致，但从目前临床和急救实践中认识到，猝死临终前短暂的病程是以心室纤颤为主要形式。心室纤颤的发生，是由于冠状动脉狭窄，以致心肌供血不足，加之可能来自脑高级中枢的恶性刺激，透过自主神经系统而作用于心脏，从而引起心肌生物电的不稳定而发生心室纤颤。

（一）猝死的临床表现

意识迅速消失。可有或不伴有抽搐。瞳孔在呼吸停止前、后，迅速扩大，对光反射消失，凝滞，失去光泽。呼吸迅速陷入不规则，或呈叹息样，次数明显减少至停止。心跳消失，耳贴在左胸廓听不到心音；大动脉如颈、股动脉搏动消失。

（二）抓住时机迅速复苏

猝死患者的心电图则可能会出现三种情况：心室纤颤、心搏无力（其波呈不规则波形或一平线）、心搏停止（心电图呈一平线）。当急性心肌梗死发作后，就会突然在数小时、数分钟，甚至瞬间停止心跳，这种不可预见的、骤然降临的死亡，医学上称为猝死或急死。这类患者在美国，大约每分钟有 1 人发生，占所有心血管疾病死亡的 1/2。死亡的时间和方式不可预测，有的在睡眠中，有的在强力劳动或剧烈运动中，有的在日常活动中发生，往往缺少防范措施，抢救的机会很少。所以，这种猝死被认为是当代医学的最大挑战。

目前的研究证实，急死的原理是心电不稳所致的恶性心律不齐。能否及时去除心室纤颤是挽救成败的关键。体外电击除颤、心内注射药除颤，是目前常用的较为有效的方法。有资料显示，在心跳停止4分钟内开始电击除颤挽救有效者可达52%，超过4分钟再除颤仅为4.8%的存活率。这说明心脏骤停后几分钟之内挽救是关键。但是，猝死的患者大多数发生在医院外，往往来不及用电击除颤，除非患者住在心电加护病房。而心前区叩击术简便易行，人人都可掌握。刚停跳的心脏应激性高，叩击心前区，透过震动刺激心脏，把机械能转变为电能（拳击一次产生5瓦秒的电能），起到除颤、调整心律，引发心脏复跳的作用。其方法是手握成拳，用手掌底部在心前区用中等力量连续快速地叩击3~5次，若无效，立即改用胸外心脏挤压术，同时进行口对口人工呼吸。可不要轻看这几拳，在心跳停止后的1~2分钟内，叩击术往往使患者起死回生，能获得惊人的治疗效果，并为以后的救治提供了最有利的条件，赢得了最宝贵的时间。

（三）现场挽救的具体步骤

1. 保持呼吸道通畅。立即使患者平卧，迅速清理口、鼻腔内呕吐及分泌物等，使头部充分后仰，颈脊柱弯度加大，咽部不会折成角度，患者会厌及舌部推向前上方，呼吸道变得通畅。可用一手充分压其额部，或使患者肩部前移至床头，患者头自然充分后仰，同时将其下颌推向前上方，拇指压下唇，使口张开，这样能防止舌根下坠而阻塞呼吸道。呼吸道插入管：在急救专业部门备有呼吸道插入管，使用这种插入管可以避免直接进行口对口的吹气，同时也有利于呼吸道通畅，使气体交换的效果更可靠。呼吸道插入管有口腔、鼻腔两种，目前常用口腔的插入管。

具体操作方法：医生站在患者头顶侧，使其头后屈、下压舌根，插入管沿会厌软骨弯度进入，再将下颌提向前方，舌亦即回复原位。使用的插入管型号码大小不同，可根据患者情况适当选用。

气管切开：本操作并非每一个复苏患者都需要，应根据病情选定。当呼吸道梗阻，呼吸道分泌物多，患者始终意识不清，无力咳出呼吸道分泌物时，并且病情需要保持呼吸道长时间通畅时，可考虑作气管切开。在十分紧急的情况下，为了保持气管通畅，在无气管切开的时候，也可以用粗针头（最好采用输血针头），立即刺入气管中，以透过针孔进行呼吸。

2. 人工呼吸。人工呼吸是维持气体交换，以使血液含氧的重要措施。其方法是使患者仰卧，在保证呼吸道通畅的情况下，医生站在患者头部的一侧，深吸一口气，对其嘴或鼻，将气吹入，以形成患者的吸入。

在口对口吹气时，为使空气不从鼻孔漏出，此法可用一手将其鼻孔捏住。吹气后，急救人员的嘴离开，将捏住的鼻孔放开，并用一手压其胸部，以助呼气。这样的动作，每分钟约进行15 次。吹气的程度，以患者胸部略有隆起为度。若在吹气中感到有抵抗，往往表示呼吸道有梗阻，应尽快设法清理。另外还需注意，在做人工呼吸时，前 4 次吹气应用较大气力吹进去，以后力量可适当减小，如果患者口腔周围有外伤，则可改用口对鼻吹气。

3. 胸部叩击及胸外心脏挤压法。胸部叩击：在心脏陷入完全停跳前，无论是心脏性猝死或其他原因的猝死，大部分都经过心室纤颤这一阶段。故凡见到患者心跳不规则后，突然摸不到脉搏，用耳朵贴在胸壁或听诊器听不到心音时，要毫不犹豫地握一空心拳头，叩击胸骨中央处 2~3 次，然后以听诊检查有无心音，如无，还可再叩击 2~3 次。胸部叩击对于因房室传导阻滞、室性心跳过速所致的心室纤颤、心脏停跳，均有一定的复跳功能。此法使用得越早越好，如停跳时间较长，则往往难以奏效。

胸外心脏挤压法：在胸部叩击后，要立即改用胸外心脏挤压法，以求迅速建立有效的血液循环，确保重要器官的供血。

具体操作方法：患者取仰卧位，背后必须是平稳的硬地或硬木板，以确保挤压效果。医生站在患者一侧，双手重叠于胸骨下1/2 处，即两乳头正中间，用力向下挤压，有使胸骨下陷之感，一般应使胸骨陷下 3~5 厘米为适度，然后放松。如此反复规律地下压、放松，每分钟行 60 次。在挤压后，患者的颈动脉或股动脉处可触到搏动，瞳孔逐渐缩小，口唇转为红润，四肢末端由凉转温，此为心脏挤压后有效的标志。

胸外心脏挤压的力量是强而有力的，但应注意用力匀称，节律规整。如力量粗暴、节律不齐或挤压力量过猛，有可能使剑突压迫肝脏造成损伤。另外，在挤压时，手掌掌面着力于胸骨处，五指必须伸开，此时不能再受到压力，以免造成肋骨骨折或肋软骨断离，引起气胸、血胸及肺挫伤。

胸外心脏挤压必须与人工呼吸相结合，一般挤压 4~5 次，做一次人工呼吸，如此协调地进行，才能确保人体血、氧的供应。

当胸外心脏挤压无效时，在条件许可的情况下，尤其在装备齐全的急救车内，可实施胸内心脏挤压，具体操作从略。

4. 心内注射和静脉切开。在进行了上述挽救，保持呼吸道通畅、气体交换、氧合血灌注重要脏器的基础上，为更有效地促进心脏的复跳。配合药物抢救是非常必要的。因为在心脏得到较充分的氧合血的灌注后，于心脏内直接注入或透过静脉途径给药，对于增强心肌的收缩力，改善心脏冠状动脉的血液循环，从而对恢复心脏的跳动，是非常有帮助的。

心内注射的方法：心前区有胸骨左缘 2~3 厘米外、第四肋间隙，常规消毒后，用心内注射针垂直刺入 4~5 厘米（需根据患者胸部丰满度酌情掌握），抽到回血，一般可认为已入心室，然后推药，用药进行心脏挤压与人工呼吸。

剑突下注射法：取剑突下与左肋弓连接处 1 厘米，常规消毒后，先将穿刺针穿入皮肤及皮下，然后使针头与腹壁呈 15°~20°角，针尖朝心底部直接刺入，当抽得血液后，即可将药物注入。

静脉切开：在抢救过程中，应尽量少作心内注射，而采取静脉给药。在静脉穿刺失败，耽误抢救时间的情况下，需要紧急静脉切开，以确保药物及时进入心脏内；静脉切开还便于放置中心静脉压导管以及心导管起搏器等。静脉切开的部位甚多，如大隐静脉、贵要静脉、正中静脉及其分支等。其具体操作方法从略。

现场抢救成功后，将患者送至医院，继续进行挽救。另外，在冠心病患者的家中，应备用以下医药品：氧气枕袋、血压计、急救药品等。

四、冠心病相关知识问答

（一）控制冠心病的关键是什么

控制冠心病的关键在于预防。虽然冠心病是中老年人的常见病和多发病，但其动脉粥样硬化的病理基础却始发于少儿期。这期间的几十年为预防工作提供了极为宝贵的机会。所以加强一级预防，防止冠状动脉粥样硬化的发生，消灭冠心病于萌芽状态；重视二级预防，提高全社区冠心病的早期检出率，加强治疗，防止病变发展并争取其逆转；不可忽视三级预防，及时控制并发症，提高患者的生存质量，延长患者寿命。

冠心病的一级预防，就是危险因素的干预。预防冠心病可采用针对全人群和高危人群两种预防策略。前者是通过改变某个人群、地区或国家与冠心病危险因素有关的生活行为习惯、社会结构和经济因素，以期降低人群中危险因素的均值；后者是针对具有 1 个或 1 个以上公认的（如高血压、吸烟等）与冠心病有明确因果关系的危险因素水平的降低，才能有效地减少冠心病的发生。目前公认冠心病危险因素包括男性、40 岁以上的中老年人、有过早患冠心病的家族史、吸烟（现吸烟>10 支/日）、高血压、高血脂、重度肥胖（BMI>28）、有明确的脑血管或周围血管阻塞的既往史。其中，高血压、高胆固醇及吸烟被认为是冠心病最主要的 3 个危险因素。除性别、年龄和家族史外，其他危险因素都可以预防和治疗。

冠心病病变始于儿童，因此，必须从小养成良好的生活习惯、健康的生活方式。

引发冠心病的主要危险因素分别为年龄、性别、血脂、血压、吸烟、糖尿病、肥胖、遗传以及应激因素。

1. 年龄与性别：冠心病的多发年龄在 40~50 岁，男性的发病率比较高，发病年龄也相对趋于年轻。因为雌性激素的作用可以减少女性动脉粥样硬化的发生，通常女性在绝经前冠心病的发病率比较低，绝经后，由于失去雌性激素的保护，女性冠心病的发病率也就随之提高。

2. 血脂。现在社会随着生活水平的提高，人们食入的肉、鱼、蛋类食品增加，膳食中动物脂肪和胆固醇含量增多，甚至经常大吃大喝，暴饮暴食，加上长坐、少运动，很多人的血液中脂质含量如胆固醇、甘油三酯、低密度脂蛋白、高密度脂蛋白，或是载脂蛋白、α 脂蛋白等的含量发生异常，而这些都在不同程度上导致动脉粥样硬化的发生。

3. 血压。血压的增高与冠心病的发生有极为密切的关系。生活中对自身的情绪不能有所节制，精神压力大，大喜大悲又不能保持良好的心理平衡状态，这些都会导致血压升高，从而诱发冠心病。研究显示，高血压患者冠心病的发病率是血压正常者的3~4倍。

4. 吸烟。吸烟对冠心病的影响是十分明确的。吸烟者冠心病的发病率和病死率是不吸烟者的2~6倍，而且冠心病的发病率和病死率与吸烟的支数成正比。

5. 糖尿病。糖尿病是冠心病发生的非常重要的危险因素，冠心病是未成年糖尿病患者首要的死因，冠心病占糖尿病患者所有死亡原因和住院率的近80%。大量研究表明，糖尿病可能导致全身动脉硬化，从而发生冠心病，而且其发病程度相对非糖尿病患者要重。

6. 肥胖。现代人的不良生活习惯，饮食的高糖、高油、肥胖，高摄入低消耗导致肥胖，这也是导致高血压、冠心病、糖尿病的高危因素之一，肥胖者冠心病的发病率要明显高于体重正常者。

7. 遗传因素。家族遗传引起冠心病的发病率是无家族遗传的5倍，所以冠心病的遗传性不容忽视。

8. 应激。长期精神紧张、工作压力大、过度疲劳、焦虑和恐惧的人冠心病的发病率明显高于生活悠闲的人。如打麻将、过于激烈的游乐项目、长时间上网游戏、熬夜等。

我们说，想要控制冠心病，关键在于预防。生活中一定要注意膳食结构合理，避免摄入过多的脂肪和大量的甜食，加强体育锻炼，预防肥胖、高脂血症、高血压和糖尿病的发生。超重和肥胖者更应主动减少热量摄入，并加强运动量。高血压、高脂血症和糖尿病患者，除重视危险因素干预外，更要积极控制好血压、血糖和血脂。大力宣传戒烟活动，特别是要阻止儿童成为新一代烟民。

（二）预防冠心病的措施有哪些

通过广泛的调查研究，我们发现高血脂、高血压、吸烟、糖尿病、缺乏体力活动和肥胖等这些能够引发冠心病的高危因素大都可以通过改变生活习惯、药物治疗等方式加以调节和控制。所以可以通过以下各项措施预防冠心病：

1. 合理调整饮食：一般认为，限制饮食中的胆固醇和饱和脂肪酸，增加不饱和脂肪酸，同时补充维生素 C、维生素 B、维生素 E 等，限制食盐和碳水化合物的摄入，可预防动脉粥样硬化。饮食中坚持低盐、低脂、低胆固醇，坚持清淡饮食，避免进食油炸食品及鱼籽、蛋黄等，主要食用植物油。尽量少吃或不吃甜食；进食不要过饱，日常饮食中限盐但不忘补钾，多吃富含钾元素食物，如豆类及其制品、马铃薯、紫菜、海带、香菇、蘑菇、山药、春笋、冬笋、木耳、荞麦，以及香蕉、西瓜等；以利缓和钠，保护心肌细胞；可吃些丹参、灵芝等中药，喝些护心养心的茶，如天草丹参保心茶，丹参对冠心病有很好的疗效。

2. 坚持体育运动：加强体育锻炼、控制体重，注意坚持体育锻炼，这些都能对改善冠心病患者的血液循环起到良好的作用。但突然做剧烈运动有时也很危险，必须循序渐进。

3. 戒烟戒酒：吸烟在冠心病的发病中起着一定的作用。

4. 治疗相关疾病：早期发现并积极治疗高血脂、高血压、糖尿病等与冠心病有关的疾病，尽可能消除和控制这些危险因素，对防止冠心病是十分重要的。如严格控制糖尿病患者的血糖，定时检查身体并遵医嘱服用一些治疗或预防药物。

（三）气候变化与冠心病发作有哪些关系

3 个与冠心病有关的因素为：气温、日变差（相邻两日的日平均气温之差）和平均风速。持续低温、阴雨和大风天气容易发病。此外，在年平均气压高低不同时期亦有显著差别，气压越低，空气的密度越小，人所吸入空气的含氧量就越少，所以在低气压的情况下，人会感到憋气、难受，而冠心病以气压低时发病高。

冬春季节，气候寒冷的天气、持续低温、阴雨和大风天气，冠心病心绞痛和心肌梗死的发病率就会增加。77%的心肌梗死患者、54%的冠心病患者对气温的变化感受性高，尤其在冬季，由于寒冷刺激和高气压作用，发病率最高。冠心病患者在冬春季节里应注意以下几个问题：

（1）除坚持服用冠心病的常用药物外，还要备好保健盒、氧气等急救药品。如果频繁发生心绞痛，要及时卧床休息并到医院检查、治疗。

（2）坚持参加力所能及的体育锻炼，如户外散步、太极拳、气功等。但遇有骤冷、暴雪、大风等天气变化时，要留在室内活动，根据气温变化，及时更换衣服被褥、注意保暖。

（3）避免疲劳、紧张、情绪激动，尽量少参加社交活动和长途旅行，适当节制性生活。

（4）提倡坚持用温水擦澡，以提高皮肤的抗寒能力，同时要积极防治感冒、气管炎等上呼吸道感染。

因此，在高发季节里，冠心病患者应注意御寒保暖，减少户外活动，以防止疾病发生。

（四）老年冠心病患者需要进行哪些体育锻炼

我国有谚语说"饭后百步走，能活九十九"，可见自古人们就对运动有益健康有了共识。但是，只有科学锻炼，才能真正达到防病、健身的目的，尤其是患有冠心病的中老年患者，更应注意科学锻炼。

1. 老年人一定要听从医生的嘱咐，适当活动，不要过于激烈和超量运动。运动量宜从轻量级开始，如轮替活动肢体，屈膝，摆动双臂，活动颈、肩关节，起坐，然后下床，躺在椅上，自己进餐，洗漱，如厕，逐渐增加活动量，以达到或接近梗死前的活动度为准。

2. 户外锻炼可以以散步为主。骑车、爬山、游泳、打门球、乒乓球、羽毛球等，以及有节律的舞蹈、中国传统的拳操太极拳、气功等也是合适的运动方式。散步是最方便的运动方式，多访友，进行消遣活动。尽量避免奔跑、纵跃，因为有时会因此引起体位性低血压等不良反应。户外锻炼还可以呼吸清新的空气，但遇有骤冷、暴雪、大风等天气变化时，要留在室内活动，并且根据气温变化，注意保暖，及时更换衣服

3. 高龄患者出汗反应差，因此散热也慢，身体既怕冷还不耐热，所以在气温高时，或湿度高的情况下，也应该暂停运动锻炼。

4. 老年人外出锻炼时应该携带随身药品。有不适感时可以根据自己以往的经验要及时服用急救药，就地休息，不必等医生，防止严重发作。

（五）冠心病如何早期发现

冠心病是中老年人群的高发病和常见病，进入这一年龄段的人，应有意识对这一疾病进行防患，以便及早发现和及时治疗。

对于有高脂血症、高血压、长期吸烟以及有冠心病家族史的人群来说，更应该警惕冠心病的存在。在冠心病早期，由于冠状动脉仅有轻度供血不足，患者平时可能没有任何不适的感觉，很多患者都是在身体检查做心电图时发现心肌供血不足。因此，经常性的全面的身体检查是非常有必要的。其次是当出现以下情况时要注意是否患有冠心病。

1. 劳累或精神紧张时出现胸骨后或心前区闷痛，或紧缩样疼

痛，并向左肩、左上臂放射，持续 3~5 分钟，休息后自行缓解者。

2. 体力活动时出现胸闷、心悸、气短，休息时自行缓解者。

3. 出现与运动有关的头痛、牙痛、腿痛等。

4. 饱餐、寒冷或看惊险影片时出现胸痛、心悸者。

5. 夜晚睡眠枕头低时，感到胸闷憋气，需要高枕卧位方感舒适者；熟睡或白天平卧时突然胸痛、心悸、呼吸困难，需立即坐起或站立方能缓解者。

6. 性生活或用力排便时出现心慌、胸闷、气急或胸痛不适。

7. 听到噪声便引起心慌、胸闷者。

8. 反复出现脉搏不齐，不明原因心跳过速或过缓者。

为及早发现冠心病，40 岁以上的人应定期做以下检查：每年做一次血脂、血糖化验检查，经常测量血压，每年做一次心电图检查。

如有不适千万不要等，不能拖延，要及时到医院检查治疗，把疾病控制在萌芽阶段，以免发生意外。

（六）冠心病是遗传性疾病吗

冠心病是否为遗传性，目前还不是十分明确，但国内外大量流行病学研究结果表明，冠心病患者家族倾向是非常明显的，冠心病常表现出它的家族聚集性。

冠心病遗传性的发病机制，目前还不是很清楚，但有可能与下列因素有关：

（1）常染色体显性遗传所致的家庭性高脂血症是这些家庭成员易患本病的原因之一。

（2）一些冠心病的危险因素，如高血压、糖尿病、肥胖特点、性格特征等具有遗传倾向，是家庭成员易患本病不可忽视的重要因素。

（3）同一家庭中不良生活习惯的影响，诸如共同的高脂、高热量、高盐等饮食习惯，父母吸烟导致子女吸烟或被动吸烟的不良习惯等，均可造成冠心病的家庭倾向。

一家几辈都有人得冠心病的情况确实有。但是，这并不意味着有冠心病家族史的人"命中注定"要患冠心病。这个家族中的年轻人对此病警惕性特别高，也是很自然的。绝大多数疾病是由遗传和环境因素共同致病的。因为冠心病还有诸多其他诱发因素，如肥胖、高血脂、糖尿病、高血压病、吸烟及年龄（男性大于40 岁，女性大于 50 岁）。因此，有冠心病家族史的人要消除恐惧心理，因为这种担忧焦虑的心态本身不但不利于预防冠心病，甚至可说是心理上的一种危险因素。这个人群要从现在开始积极改善生活方式，尽可能地远离各种冠心病危险因素，只要积极预防和治疗这些病的发生，患冠心病的概率就可大为降低。

（七）冠心病患者在运动中要注意哪些事宜

冠心病患者通过积极主动的身体、心理、行为和社会活动的训练，可以缓解症状，改善心血管功能，提高生活质量。

那么，哪些患者可以有适当的体育运动呢？主要有以下几种：稳定型冠心病（包括陈旧性心肌梗死、稳定性心绞痛）、隐性冠心病、冠状动脉搭桥手术后、经皮冠状动脉球囊扩张术后的患者。

运动到什么程度为宜呢？合适运动量的标志是运动后第二天早晨起床时感觉舒适，无疲劳感。每周的运动总量应相当于步行10~20 公里。运动量是由强度、时间和频率三个要素构成的。判断运动强度是否合适最简单的方式是：运动时稍出汗，轻度呼吸加快但不影响对话。运动时间是指每次达到训练强度的时间，一般为 20~30 分钟。训练频率是指每周训练的次数，一般每周锻炼3~5 次就可以了。

冠心病患者的锻炼应适度，早起后可散散步，做做操，晚锻炼时可根据自身情况选择适宜的项目进行，时间约 30 分钟为宜，但必须遵循在锻炼中和锻炼后无明显不适感的原则。患者要尽量避免奔跑、纵跃，因为有时会因此引起体位性低血压等不良反应。病情较重的患者，锻炼必须在医生的指导下进行。

很多人有晨练的习惯，但是对于中老年人特别是有心血管疾病的中老年患者来说，晨练并不一定是有益健康的锻炼方法，甚至可能有一定的危险。因为凌晨到上午这段时间是人的血压上升幅度最大、血小板聚集性最强、血管张力最高、最容易出现中风、心肌梗死、猝死等心脑血管意外的时间段，国内外的流行病学研究都显示这段时间内心脑血管病患者发生意外的比例最大。在我国北方地区清晨寒冷的空气常可导致人的血管痉挛，增加心脑血管意外的发生概率。因此，冠心病患者或是有冠心病危险因素的中老年人均应掌握科学的运动锻炼方法。

晚饭后运动有益健康，但运动的时间是非常有讲究的。餐后半小时左右，是食物由胃排空到小肠的时间，这段时间，血液集中流向胃部，可以造成其他组织器官的相对缺血，"饱了犯困、饿了发呆"的民间谚语就是指饭后大脑相对缺血而"犯困"的现象。而有些冠心病患者，就是由于饭后冠状动脉相对供血不足，在进行较小活动量的运动时就有可能发生心绞痛，称为"餐后心绞痛"。因此，晚餐后的运动，尤其是冠心病患者，应该在餐后 40 分钟到 2 小时之后再进行。

锻炼身体也要"有头有尾"每次锻炼时必须要有三个阶段，即准备活动、训练活动和结束活动。准备活动又称为热身，活动强度比较小，其目的是充分活动各个关节、肌肉和韧带，也使心血管系统得到准备。训练活动又分持续训练和间断训练，后者更适合冠心病患者。结束活动又称为整理运动，目的在于使高度活跃的心血管系统逐步恢复到安静状态，一般采用小强度放松性运动。准备活动和结束活动不充分是造成锻炼意外最常见的原因，所以在重视锻炼的同时，也要注意"一头一尾"——锻炼前的准备活动和结束后的整理活动，以免发生意外。

已经确诊为患冠心病的患者，应该学会正确掌握几种药物，例如，硝酸甘油、消心痛、安定、中药保心丸等的正确使用。冠心病发作时，患者都有自我感觉的先兆症状，例如，心前区闷痛、绞窄感、恐惧感等，可以根据自己以往的经验自行服药，就地休息，有条件时吸氧，可以得到很好的效果，不必等医生，防止严重发作。要特别注意，不要勉强坚持所进行的各种活动，危险常常发生在"坚持一下"之中！

（八）诊断冠心病的方法包括哪些

1. 为及早发现冠心病，40 岁以上的人应定期做以下检验：

（1）如果检验结果不正常或有其他的易患冠心病的危险因素，应该每年做 1 次或更多次血胆固醇化验。

（2）每年做 1 次血压检查。每年做 1 次血糖检查。

（3）若属于冠心病的高危人群，就要请医生查看是否需要接受心电图检查。若需要进一步的检查，医生会安排做一项运动试验以测出在踩固定脚踏车或踩运动平板机时的心电图。

（4）冠状动脉造影检查是诊断冠心病最肯定的方法。

2. 临床医学诊断冠心病的方法：

（1）临床表现：心绞痛是冠心病的主要临床症状，根据心绞痛发作时的部位、性质、诱因、持续时间、缓解方式等特点和伴随症状及体征便可鉴别心绞痛和心肌梗死，可以说，典型的症状和体征对冠心病心绞痛和心肌梗死的诊断至关重要。

（2）心电图：心电图是冠心病诊断中最早、最常用和最基本的诊断方法，心电图使用方便，易于普及，当患者病情变化时便可及时捕捉其变化情况，并能连续动态观察和进行各种负荷试验，以提高其诊断敏感性。无论是心绞痛或心肌梗死，都有其典型的心电图变化。

（3）核素心肌显像：根据病史，心电图检查不能排除心绞痛时可做此项检查。核素心肌显像可以显示缺血区、明确缺血的部位和范围大小。结合运动试验再显像，可提高检出率。

（4）冠状动脉造影：这是目前冠心病诊断的"金标准"。可以明确冠状动脉有无狭窄、狭窄的部位、程度、范围等，并可据此指导进一步治疗所应采取的措施。结合左心室造影，可以对心功能进行评价。

（5）超声和血管内超声：心脏超声可以对心脏形态、室壁运动以及左心室功能进行检查，是目前最常用的检查手段之一。血管内超声可以明确冠状动脉内的管壁形态及狭窄程度，是一项很有前景的新技术。尤其适用于造影剂过敏，不能做冠状动脉造影者。

（6）心肌酶学检查：这是急性心肌梗死的诊断和鉴别诊断的重要手段之一。临床上根据血清酶浓度的序列变化和特异性同工酶的升高等肯定性酶学改变可明确诊断为急性心肌梗死。

（7）心血池显像：可用于观察心室壁收缩和舒张的动态影像，对于确定室壁运动及心功能有重要参考价值。

（九）为什么有的患者在劳累时发生心绞痛，而有的则在休息或睡眠时发生心绞痛

心绞痛是一种由于心肌暂时缺血、缺氧引起的，以发作性胸痛或胸部不适为主要表现的临床综合征。通常有冠状动脉供血绝

对减少和心肌需氧量突然增加两种情况。

心绞痛主要分为劳累性心绞痛和自发性心绞痛：

1. 劳累性心绞痛：劳累性心绞痛的特征是由运动或其他增加心肌需氧量的情况所诱发的短暂胸痛发作，休息或舌下含服硝酸甘油后，疼痛常可迅速消失。

心绞痛最常见的基本病因是冠状动脉粥样硬化引起的冠状动脉大分支管腔狭窄。一般情况下，安静时狭窄的冠状动脉可以向心肌提供其所需的血氧，但当进行较大负荷的劳动或情绪激动时，心肌耗氧量骤然增加，而发生粥样硬化的冠状血管弹性减退，不能充分扩张以向心肌供应足够的血液，造成心肌缺氧而引起心绞痛。

2. 自发性心绞痛：自发性心绞痛的特征是胸痛发作与心肌需氧量的增加无明显关系。与劳累性心绞痛相比，这种疼痛一般持续时间较长，程度较重，且不易为硝酸甘油缓解，未见酶变化。心电图常出现某些暂时性的 S-T 段压低或 T 波改变。自发性心绞痛可单独发生或与劳累性心绞痛合并存在。

在临床上还有一类患者，他们常常在休息时，其在心肌需氧量并未增加的情况下发生心绞痛，而在劳动时反而很少发生或不发生。这是因为此类心绞痛的患者于休息时，冠状动脉的大分支常有自发的或诱发的痉挛。冠状动脉造影清楚地证明了这一点。休息时发生心绞痛者，并不意味着其冠状动脉粥样硬化的程度一定比劳力性心绞痛者严重。冠状动脉痉挛也可发生于造影完全正常的冠状动脉，但一般都有不同程度的粥样硬化基础。冠状动脉痉挛的发生，可能与自主神经功能紊乱和动脉粥样斑块部位的动脉壁对神经体液因素的影响过度敏感有关。前列腺素的一些中间代谢产物也可能引起冠状动脉痉挛。

（十）　冠心病患者必须禁食鸡蛋吗

胆固醇被视为导致高血脂、冠心病的危险因素，有人认为鸡蛋黄中含有多量胆固醇，所以动脉粥样硬化心脏病患者必须禁食鸡蛋。其实这是缺乏科学论据的逻辑推断。

近年来，国外医学家从几千例临床实验中得出与上述推断截然不同的结论，人体内胆固醇含量高低，与适当吃鸡蛋无关。

科学的实验结果证明了这一点。美国密苏里州立大学的玛加烈·弗林博士组织了一个专门研究"鸡蛋与胆固醇"的小组，对116名年龄32~62岁的男性进行了为期半年的实验。他们先记录下每个人的体内胆固醇含量，继而让这些人连续3个月食用没有任何蛋品的饮食再测定每个人的胆固醇量，在后3个月内，每日每人膳食中再加进2个鸡蛋，持续3个月后，再进行胆固醇测定，结果发现受试者体内胆固醇含量并没有随着食用鸡蛋而变化。

至于鸡蛋黄中胆固醇对人体的影响，科学家认为：一个血胆固醇浓度处于正常值的老年人，每日吃2个鸡蛋，其体内胆固醇最多增加2.5毫克，这微乎其微的胆固醇，决不能成为造成动脉粥样硬化的因素。由此可见，老年人及冠心病患者对这样具有高营养价值的食物，竟不敢问津，实在是一大遗憾。当然，食之过多也不好，恰到好处的食用量是每日1~2个。

（十一）　核桃为何益于防治冠心病

核桃形像大脑，自古以来就被医学和民间视为补肾健脑的佳品。然而从现代营养学与医学角度来看，它对防治心血管疾病更有其不可忽略的价值。

1. 食物中 P/S 值越高，对降低血胆固醇和预防动脉硬化越有利。而核桃油的 P/S 值却是很高的。

2. 核桃仁封存于硬壳中，不见光线，空气也不流通，由此保持了核桃油不易被紫外线的氧气氧化破坏，有利油中所含的维生素 E 不受损失。维生素 E 对冠心病的益处就不言而喻。

3. 锌、锰、铬是人体不可缺少的微量元素，参与身体很多重要的代谢过程。比如，锌对抗镉的致高血压的作用。铬有促进葡萄糖的利用和胆固醇排泄、保护心血管的作用。铬和锰还有加强心肌功能的作用。

铬和锰在全谷类、豆类、坚果类、茶叶中含量丰富。锌、镉比例在上述食物中也较高。但全谷类和豆类在去皮、淘洗、制浆、过滤等加工过程中，这些元素大部分损失掉了，唯独核桃得天独厚，去壳即吃，完整地保存了这些元素。

4. 豆油、花生油虽是植物油，但食用时必须要经过高温处理，高温具有使不饱和脂肪酸变质的弊端。而核桃砸开外壳即可食用，完全保持了原有植物油的效用。

因此，如果每日吃上几颗核桃可以保护和改善心脏血管状况，它是防治冠心病的天然佳品。

（十二）冠心病患者饮茶应注意什么

如前所述，茶能减低血清胆固醇浓度，调整胆固醇与磷脂的比值，减轻动脉硬化的程度，增强微血管壁的弹性，是防治冠心病的首选饮料。但是，由于冠心病患者的心血管及心脏功能已发生障碍，因而在日常饮茶时应注意下面几个问题：

1. 茶宜清淡，不宜浓。因为茶能增强心室的收缩，加快心率，过浓的茶水会使这种效用加剧，引起心跳加快，产生胸闷、心悸、气短等不良症状，严重者可致心绞痛发作等危险后果。

2. 茶中咖啡因有兴奋大脑皮层的作用，冠心病患者睡前不宜饮茶。以免发生失眠等不良影响。

（十三）冠心病可以手术治疗吗

冠心病是由于冠状动脉阻塞而引起的病变。对于这种阻塞可以采用各种扩张冠状动脉的药物，或采用活血化瘀的中药都是有效的办法。但是，若药物治疗仍不能解决问题，是否可以手术治疗呢？

答案是肯定的，并且有效。现代最新的手术方法是冠状动脉"搭桥"术。冠心病搭桥手术的原理，是由于冠状动脉的梗阻性病变多局限在主要冠状动脉的近端，远程血管则是通畅的。外科医生可从患者自己腿上的大隐静脉的一段取下，把它倒置架接在升主动脉与冠状动脉远程通畅的血管段上，大隐静脉倒置的目的是防止静脉瓣阻塞血流。在体外循环下把大隐静脉的远心端与升主动脉吻合，近心端与冠状动脉梗阻部分的远程吻合，造成一条傍路，使升主动脉的血流，透过移植的静脉血管，供应冠状动脉梗阻部的远程，改善心肌的缺血状态。移植大隐静脉的支数依主要冠状动脉梗阻的支数而定，可一支、两支甚至更多。

对单纯冠状动脉狭窄的患者，在做冠状动脉造影的同时，用气囊进行冠状动脉扩张术，把狭窄的一段，用气囊扩张开，这种手术既简单，又安全，同时也可获得良好的效果。

（十四）午睡对冠心病有何益处

有研究发现，如热带及地中海地区的国家有午睡习惯的人群，其冠心病的发病率比较低，而北美、北欧这些地区的人，很少午睡，冠心病的发病率就比较高。国外还有学者对午睡与急性冠心病的关系进行了研究，结果表明，午睡与非致命的冠心病发作有很大的关系。午睡半小时，其冠心病的发病率几乎下降了30%。

因此，中老年人，尤其是曾有过冠心病急性发作者，每天最好能有半小时的午睡时间，而且应当躺下睡，不要趴在桌子上睡，使身体得到充分的休息。

（十五）冠心病患者如何进行自我监测

　　冠心病患者或其家属为了系统地掌握病情变化及准确地掌握康复的进程和效果，建议建立自己的医疗手册，注意观察并仔细记录病情的变化，及时向医生汇报，以求得正确的治疗并可防止意外的发生。

　　自我监测的内容应包括：

　　1. 自觉症状：自我感觉是否良好，包括精力是否充沛，情绪是否饱满，心情是否舒畅，工作能力是否旺盛，工作效率如何，记忆力怎样；以及食欲，睡眠大小便是否正常；是否感到疲乏无力，有无胸闷、憋气、心慌、气短；有无心前区或胸骨后疼痛、疼痛的诱发因素、具体部位、疼痛性质、持续时

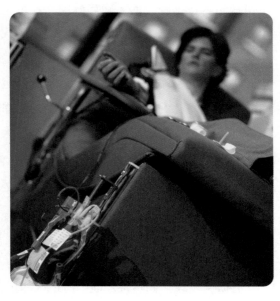

间、痛时服药后的效果。有无头昏、头痛、头晕、耳鸣、目黑、昏倒，水肿；夜间有无咳嗽，阵发性呼吸困难，以及其他不适。此外，每天运动锻炼的项目、时间及运动量的大小，运动前后身体状况和运动后有无不适反应等。

　　2. 客观指标：包括每日起床前及活动时，每分钟的脉搏次数和变化是否规律，有无间歇；休息及活动时的呼吸频率、体温；

若伴有高血压的患者应每日测量血压不少于两次，若平时血压正常，应保持每周测一次血压；每两周称一次体重。还应记录每日的食、饮入量及尿量，排便次数等。

3. 检验的资料：包括心电图、超声心动图、X 线检查、血、尿、血生化等检查结果。应按日期排列并附在医疗手册上，妥善保存。

4. 治疗情况：包括每日所用药物的名称、剂量，用药时间及用药的效果和不良反应。

按照以上要求，认真作好记录，并定期与医生联系，以便更好地治疗及康复。

（十六）冠心病患者看电视、电影时要注意什么

广播早期问世时，一些冠心病患者从广播中听见拳击、球赛激烈拼搏或获胜呼叫时，会诱发心绞痛。现今视听同时出现的电视，激动人心、神经紧张、失败与成功、悲哀与欢乐、可歌可泣的画面很多，使得观看者喜怒哀乐，变幻莫测。冠心病患者随之情绪变化多端，神经异常紧张，很容易引起心绞痛、心肌梗死，甚至猝死的发作。所以冠心病患者在观看电影、电视或其他任何紧张场面时，宜于暂时避开，或采取预防性用药，在观看惊险节目时，先含化一片硝酸甘油，以防止其发作。

（十七）高脂血症的患者如何进补

血脂增高是导致冠心病和动脉粥状硬化的重要因素，因此，高血脂的患者对食补和药补总有顾虑，怕产生不良后果。绝大多数药物性和食物性的补品不会使血脂升高，而且有许多补品有降低血脂的作用，如中药黄芪、当归、灵芝、枸杞子、昆布、黄精、玉竹、芡实、金樱子、灸首乌、桑寄生等。对于高脂血症的患者来说，凡是能减少脂质吸收的药物都有补益作用，如首乌可以促进肠蠕动，有通便的作用，减少胆固醇的吸收。瓜蒌、决明子等

药，虽然不属于进补药，但他们与首乌一样，都对高脂血症的患者有益，对于伴有便秘的患者更为有效，这也是中医"以通为补"的治疗方法。高脂血症的患者平时可服用首乌丸等中成药，也可用决明子、枸杞子泡茶饮用。

在食补方面，应尽量少吃动物性脂肪及内脏、蜜糖、麦芽糖等。某些甲壳类动物也不宜多吃，如蚌、螺、蟹等。新鲜蔬菜、豆类、红枣、洋葱、山楂、橘子等都是含有大量的维生素 C 及某些微量元素的有益食品，此外，大葱、洋葱、香菇、胡萝卜及豆芽等都有良好的降低胆固醇的作用，宜经常食用。